オンライン・アクティブラーニング

認知心理学に基づく5つの原則

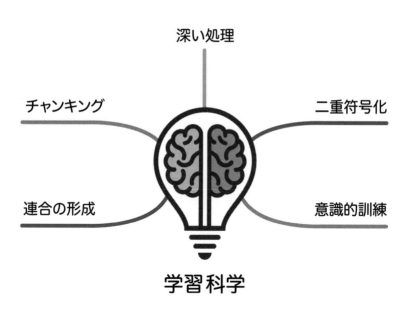

深い処理

チャンキング

二重符号化

連合の形成

意識的訓練

学習科学

著：STEPHEN M. KOSSLYN
訳：永井知代子・水野真由子・福澤一吉

医歯薬出版株式会社

訳者一覧

永井知代子 （ながいちよこ）　帝京平成大学健康メディカル学部言語聴覚学科教授

水野真由子 （みずのまゆこ）　東京医科歯科大学病院長寿・健康人生推進センター非常勤講師／

　　　　　　　　　　　　　東京女子医科大学リハビリテーション科非常勤講師

福澤　一吉 （ふくざわかずよし）　早稲田大学名誉教授／明治大学・法と社会科学研究所客員研究員

Active Learning Online

Five Principles that Make Online Courses Come Alive

Stephen M. Kosslyn

ALINEA

Alinea Learning
Boston

ALINEA

Alinea Learning

Boston, Massachusetts

Published in the United States by Alinea Learning,
an imprint and division of Alinea Knowledge, LLC, Boston.

訳者の序文

　本書は，認知心理学者 Stephen M. Kosslyn によるアクティブラーニング指南書です．学習科学（学習するときに働く認知メカニズムの研究）に基づき，深い処理・チャンキング・連合の形成・二重符号化・意識的訓練という 5 つの学習原則を導き出しています．これらを組み合わせることによって効果的な学習が可能になり，それはアクティブラーニング，それもオンライン授業で行いやすいと説いています．

　訳者は脳神経内科医（永井・水野）と認知心理学者（福澤）で，教育学者ではありません．Kosslyn は心的イメージ研究の権威で，私たちは神経心理学的な症状を説明する理論を提唱した研究者として知っていました．その Kosslyn が，コロナ禍にタイムリーな書籍を出版したのです．読んでみると，アクティブラーニングが有効である理由を科学的に説明した上で実践法を挙げる良書でした．中学から大学院までの教員が対象である，としていますが，本書の内容は教育だけでなく，リハビリテーションなどの臨床現場でも使えるものだと思います．

　翻訳は分担作業ではなく，全員が読み，オンラインミーティングで何度も話し合うという協働作業でした．まさにオンライン・アクティブラーニングで，私たち自身も内容が身についたと感じます．日本語版では，簡単な用語解説を付録として巻末につけました．

　表紙は目次になっていて，5 つの原則を表しています．学習科学（2 章）に基づき，最も重要な深い処理（3 章）が中心にあり，他の 4 つの原則（4〜7 章）がその下に書かれています．原則が何々だったか忘れたら表紙をみてください．裏表紙はその続きで，原則の組み合わせ（8 章），モチベーション（9 章），実践（10 章）と進みます．

　翻訳にあたり，訳者の妻であり法政大学理工学部教授である福澤レベッカ氏には，ネイティブの立場から数々のご助言をいただきました．心から感謝申し上げます．また，本書の出版にご尽力いただいた医歯薬出版株式会社編集部に深謝申し上げます．

2023 年 6 月

訳者を代表して

永井知代子

序　文

　本書は，数十年にわたる研究，内省的振り返り，そして個人的な経験―学習科学に基づいて新たな指導法を築いた経験―から生まれました．私は，アカデミック・プログラムのデザインを監督するという，思いがけない幸運に恵まれました．それも１つではなく，２つの新しい高等教育機関においてです．一つはケック大学院ミネルバ・スクールの創立学部長兼最高学務責任者として，もう一つはファウンドリー・カレッジの学長兼最高学務責任者としてです．これは，一歩立ち止まって，教育は何のためにあるのか，教育目標を達成する最良の方法は何か，という大きな問いかけをするめったにない機会となりました．

　なぜ新しい教育機関のカリキュラムをデザインすることになったのでしょう？　私は認知科学が誕生した頃，スタンフォード大学で博士号を取得し，ハーバード大学の教養学部に雇われた初めての認知心理学者です．私の研究の中心は視覚性心的イメージで，そこから知覚と記憶について研究しました．この分野で本を書き，さらに視覚的なディスプレイデザインに心理学を応用する本や，パワーポイントでよりよいプレゼンテーションをするための本も書きました．関連分野で 300 以上の研究論文を発表し，心理学と認知科学の４つの教科書を共著で出版しています．学習の本質とメカニズムはこれらの仕事の根底にあり，この知識を活かすにはどうしたらよいのか，私はずっと考えてきました．そして，伝統的な学問の世界に数十年いた後，この知識が学生の学びを助けるのをみたいと思うようになったのです．そのため，伝統的な学問の世界を離れ，スタートアップの世界へ飛び込みました．何はともあれ，立ち上げの段階で働くということは，経験を通して何かを学ぶことの連続です！

　本書の教材は，学習科学と EdTech（Edcation×Technology）スタートアップの両者が重なる領域に立脚しています．学生の学びを助ける方法を工夫し，その成果を見ることにより，この教材を開発・改良することができました．この経験から多くの指導法が生まれ，学生にも好評を得ています．最近では，ファウンドリー・カレッジの学生の過去４学期のネット・プロモーター・スコア（Net Promoter Score，顧客推奨度）が 60 を超えるという極めて高い値を出しています．

　実際にファウンドリー・カレッジの授業で本書で述べる原則を使ってみて，私はいくつかのトピックについて考え方を変えることになりました．

　第一に，ミネルバ時代，私は講義に断固として反対していました[1]．しかし，さら

にさまざまな本を読んで内省し，経験を重ねるうちに，本書で述べるように講義にも存在意義があることに気づいたのです．

　第二に，以前私は学習科学に関する実証的文献を 16 の原則にまとめましたが[2]，これは現実的には扱いにくく，ややゴチャゴチャしたものになってしまいました．この原則を拡張して使おうとすると，ある項目は他と重複していたり，ある項目は他の原則の特定の側面だけに言及したものだったりすることに気づいたのです．何年か考えた末，やっとこれらの原則を 5 つの原則に絞って再構成しました．

　第三に，以前は「実践的知識」だけに焦点を当てていました．これは今でも重要だと考えています．しかし，現在ではさまざまな戦略方法を準備しておくことの価値を認めています．予測不可能な出来事や将来的に起こるかもしれない状況に対しての備えとなるからです．そこで本書では，学生が知識やスキルを学ぶのを助けるため，より一般的な方法に焦点を当てています．これには伝統的なリベラルアーツの教育プログラムの生命線となる要素が含まれています．

　本書は，初期の草稿を読んでコメントし，明確かつ正確な文に直してくれた多くの人々の助けなしには発行できなかったでしょう．次の方々に感謝いたします．まず，Dr. Beth Callaghan（ミネルバ，その後のファウンドリー・カレッジでご一緒した素晴らしい共同研究者で，洗練した教員であり，素晴らしい作家でもある），Laurence Holt（私が今まで出会った中で最も頭脳明晰で最も心を開いた教育者の一人），Dr. Richard Robb（経済学者で，鋭い考察と優れたセンスを持った非凡な思想家），Justin Kosslyn（私の知る最も明快な思想家で，いつも皮肉なユーモアを残す人物），Dr. Kacey Warren（分析哲学の背景があり，かつ，オンラインでの優秀な講師），Dr. Melora Sundt（長年にわたりオンライン教育の最前線にいて，私が聞いたことすらない文学に深い造詣がある），Dr. Kathy Hanson（非常に広い視点の持ち主で，Zoom の詳細を理解するのを助けてくれた），Maria Anguiano（ファウンドリー・カレッジの理事で，大学界の重鎮であり，聡明で賢明な人物）．これらのとても忙しく優秀な人々が時間を割いてコメントや意見をくれたこと（しかもいくつかの部分では，具体的な修正の提案までいただきました）に深謝いたします．本書は彼らのお陰でずっと良いものになりました．本書には問題点が残っているかもしれませんが，このことに関してはもちろん彼らに何の責任もありません．

　次に，妻の Dr. Robin S. Rosenberg に感謝します．彼女は自分のバーチャルリアリティ・インクルージョンとダイバシティ・スタートアップ，コーチング訓練，臨床心理学訓練の時間を割いて，賢明なアドバイスとガイダンスをしてくれました．また義弟の Steven Rosenberg にも感謝します．彼は私よりシステムをよく理解してお

り，時間を惜しみなく割いてくれ，鋭い助言をくれました．私の2人の息子，Neil と David もこのプロジェクトをガイドする助言をしてくれました．それに，Alinea Learning のチームにも感謝します．このチームは本書の真価に自信をもち，新しい出版社の最初の出版本として認めてくれました．最後に，この本を書く場所を確保し，多くのアイデアをカリキュラムに組み込むことにいつも協力し，常に前向きに対処してくれた，ファウンドリー・カレッジの同僚に感謝します．

著者について

　Stephen Kosslyn は，ファウンドリー・カレッジの創立者であり，現在は学長兼最高学務責任者である．また，アクティブラーニングサイエンスの創立者兼責任者でもある．これに先立って，ケック大学院ミネルバ・スクールの創立学部長兼最高学務責任者も務めていた．それ以前は，ハーバード大学心理学科長，社会科学部長，John Lindsley 心理学名誉教授の後に，スタンフォード大学行動科学高等研究センター長を務めた．ハーバード大学ではハーバードビジネススクールのマインドオブマーケットラボラトリーの共同校長も務め，マサチューセッツ総合病院脳神経内科にも属していた．UCLA で学士号，スタンフォード大学で博士号（いずれも心理学）を取得している．Kosslyn の研究は，視覚認知特性，視覚的コミュニケーション，および学習科学が中心であり，この分野で 14 冊の書籍と 300 を超える論文の著者・共著者となっている．米国科学アカデミー研究奨励賞，グッゲンハイム・フェローシップ，3 つの名誉博士号（カーン大学，パリ・デカルト大学，ベルン大学），および米国芸術科学アカデミーへの選出など，数々の栄誉を受けている．

本書について

　新型コロナウイルス感染症のパンデミックにより，オンライン授業が急増したことを受け，研究者であり教育革新者である Stephen M. Kosslyn は，教員や授業デザインを手がける人たちに向けて素晴らしい本を提供してくれた．オンライン，ハイブリッド，対面授業いずれにも活用できる，アクティブラーニングの原則と活動の宝庫である．Zoom を用いたライブ形式授業であっても，Canvas のビデオコンテンツを用いたオンデマンド形式授業であっても，本書は既存の授業やゼロからデザインした授業にアクティブラーニングを導入するだろう．いずれの場合も，アクティブラーニングは授業を面白いものにするだけでなく，効果的にする．学生の授業への関わりは増え，学習成果は達成され，一般的な教育・学習経験が豊かなものになる．

Kathleen McCartney，スミスカレッジ学長

　「この小さな本の中には，オンライン授業・対面授業両方で使えるアクティブラーニングの大きなアイディアが詰まっている．Kosslyn は，認知科学に関する知識と，彼自身が立ち上げた 2 つの教育テクノロジー経験とを融合し，一種の教育的なハンドブックを作った．魅力的な研究結果を紹介しつつ，Kosslyn は基本的な認知機能，とりわけ記憶内の情報を，われわれがどのように組織化し，貯蔵し，それにアクセスするのかを概観することから始めている．ここから 5 つの学習原則，すなわち深い処理・チャンキング・連合の形成・二重符号化・意識的訓練という，独自の分類を示している．そしてこれらの原則に基づいた訓練の本来の価値を認識できるようになるにつれて，それが教員にとっての教訓となっていくのである．この本を読んだ人は，これまでの講義を短くし，その後にアクティブラーニング演習を加えるだろう．たとえば，学生同士で教え合うように言ったり，ロールプレイやディベートを通して他の視点から考えさせたり，ポッドキャストのようなコンテンツを作らせたりするようになるだろう．学生に教材を定着させることが目的なら，この本は読者にとってよいガイドになるはずだ」

Jeff Maggioncalda，Coursera 社 CEO

　「Stephen Kosslyn は，学習科学における世界の指導的研究者の一人である．より効果的に学習できる方法，特にオンラインにおいて，ライブ形式でもオンデマンド形式でも，そして大人数でも扱える，実用的で使いやすい方法を提供している．この本はすべての教育者にとってかけがえのないツールであり，現在の教育法を改善することに関心のある人にとって啓発的財産である」

Bob Kerrey，元米国上院議員，ニュースクール名誉学長

　「既にオンラインで学んでいた，あるいはパンデミックでオンラインの世界に追い込まれたすべての学生と親が，この本を読むべきである．Kosslyn 教授は，人間がいかに学習するかという研究にアカデミックな人生を捧げ，バーチャルクラスルームで目標を達成するための極めて貴重な教えに発展させた」

John Katzman, Noodle 創立者兼 CEO, 2U と Princeton Review の創立者兼元 CEO

　「アクティブラーニングはよい方法であるのに，ほとんど実行されていない．そこで Stephen Kosslyn は，アクティブラーニングを採用するのに，説得力のあるケースを取り上げ，より魅力的で効果的な授業を作る，わかりやすいプランを示している．それは驚くべきことではない．彼は膨大な洞察と経験を，創造的な解決に難なく結びつけることができるからである」

Aaron Rasmussen, Outlier.org の創立者兼 CEO．MasterClass の共同創立者

　「この本にどれほど興奮したかわからない！　この領域で最高にお薦めする本であり，われわれのカリキュラムチーム全体における必読書である．理論と応用のコンビネーションが完璧で無駄はゼロである．私はこの本の中の概念には詳しいが，それはトピックに関して膨大な量の読書や議論をして初めて得られたものである．この本は，アクティブラーニングの最高の教授法を使ってクラスを構築したい人に，まさにぴったりのスリムな1冊だろう」

Mary Hawkins, ベルビュー大学学長

　「オンライン学習が期待や可能性に答えることを，われわれはどのように確かめればよいだろう？『オンライン・アクティブラーニング』では，Stephen Kosslyn が学習科学における新鮮な視点や実際のコースに適用可能な実践的な方法を随所に示して，教育者を手助けしている．成人の学習やアクティブラーニングに長年携わってきた私でさえ，この本の鮮やかな洞察には驚かされる．そして彼のアイディアをどのように実行していったらよいのか，考えさせられるのである」

José Bowen, ガウチャー大学名誉学長

　「これは驚異的に読みやすい本である．アクティブラーニングに関する現代科学の知見を簡潔に効率よくまとめ，それが教え方をいかに改善するかを説いている．使える例と明快な説明が満載である」

Michael B. Horn, "Choosing College"の共著者で，クレイトン・クリステンセン・インスティテュートの共同創立者

　「すぐに入手できて使える，学習科学の原則をまとめた本がついに発行された！　どのようなレベルのどのような教育者も，学生に与える経験を改善するために，Kosslyn の貴重な貢献の恩恵が受けられる」

Daniel J. Levitin, ベストセラー"This Is Your Brain on Music", "The Organized Mind", "Successful Aging"の著者

　「『オンライン・アクティブラーニング』は，教育に対する考え方に革命をもたらすようなものすごい作品である．教育実践と効果的な教育についての議論との両方を，今後何年も何十年も形作っていくだろう」

Howard Gardner, ハーバード大学教育学大学院ホッブス研究教授（認知・教育学）

　「生涯を通して，教育や研究の実践，そして教育機関を巧みにリードしてきた認知心理学者の Stephen Kosslyn が，オンラインでも効果的に行える教育のエッセンスを抽出した．この本はタイムリーでどのような教員にも役立つ一冊に違いない」

目　次

第1章　アクティブラーニングとは何か？　なぜ重要なのか？

─第1章─
アクティブラーニングとは何か？
なぜ重要なのか？

　2020年春，われわれは，オンライン教育が無計画かつ大規模に行われるのを目の当たりにしました．新型コロナウイルス感染症のため予告も準備もないまま，幼稚園から大学院まで，すべての授業をオンラインで行う羽目になりました．世界中で，授業手段としてビデオ会議プラットフォーム（なかでもGoogle Meet, Webex, 特にZoom）に頼らざるを得なくなったのです．結果は思わしくありませんでした．ウォール・ストリート・ジャーナルの見出しはこのようでした．

　"The results are in for remote learning：It didn't work（リモート学習がまずまずの効果しかないのはわかっている．要するにうまくいかなかった）."[3]

　リモート学習がうまくいかなかったのは，われわれが1910年代の映画に今さら惹かれないのと同じ理由です．つまり，監督は昔ながらの演劇にカメラを向けるだけで，新しい技術の持つ可能性を引き出せなかったのです．アップにしたり視点を変えたりといった映画に特有の技術を使わずに，演劇のように一点から撮影していたからです．

　ビデオ会議プラットフォームを用いた今までの講義には，講義形式が持つあらゆる欠点に加えて，相手と直に接することができないという問題があります．しかし，映画が100年前には想像できなかった感激をもたらすように発展してきたのと同じように，オンラインでの講義も，ずっとよいものになれるのです．幸いなことに，学習科学からわかってきたノウハウを，オンライン講義のためにすぐに使うことができます．

　2020年春に，オンライン教育が急がれたのは今までに前例がなかったことですが，それは以前からあった教育の傾向が加速したにすぎません．コストパフォーマンスがよいという理由だけだとしても，オンライン教育は今後も続くだろうと多くの人々が指摘しています[4]．ですから，多少大変であっても，それを正しく使う方法を学ぶ価値は十分あるのです．

　2020年春の時点では，教員の多くはオンライン教育の準備ができておらず，それ

についての知識もほとんど持ち合わせていませんでした．本書は，これからオンライン教育が必要になった時のための布石になるものです．ここ数十年で得られた知識をまとめて提供します．そこには，学生の学習方法と，それをリモート学習へ活かすための知見が含まれています．目標は，教員（中学校から大学院まで）がオンライン教育を効果的に行えるようにすることであり，それはライブ（リアルタイム）形式とオンデマンド形式の両方を対象にしています．本書は，学習科学に精通していない初心者と経験豊富なオンライン講師の両方に向けて書かれています．学生がより深く，より簡単に，そして楽しんで学習できるようなツールを，教員に提供するものです．

アクティブラーニングは，学生にとってただ講義を聞くよりはるかに面白く，効果的なものです．アクティブラーニングの良し悪しについてこれ以上の審議は必要ありません．これは間違いなく効果的な学習法なのです．ただし，筆者の話を鵜呑みにはしないでください．アクティブラーニングと従来の教授法とを比較した225の研究を分析した結果から，次のような結論が出されています．

「ここで分析された研究は次のことを報告している．アクティブラーニングによる学習によって，試験の成績は平均でBがB＋に上がった．従来の講義形式で単位が取れなかった学生の数は，アクティブラーニングで単位が取れなかった学生の数に比べて55％多かった…最後に，最近の研究によると，特にSTEM（Science 科学，Technology 技術，Engineering 工学，Math 数学）専攻で人種や経済的な面で不利な立場にある学生や，男性優位な分野における女子学生に対しては，通常の中産階級の学生よりも，アクティブラーニングが多くの利益をもたらすことが示唆されている．この研究に注目したSTEM分野の教員たちは，従来型の講義を続けることに疑問を持ち始めているかもしれない…」[5]

研究者や評論家は，ここで示されている結論が意味するところにすぐに飛びつきました．たとえば，ハーバード大学の物理学の教授で教育革新の最前線にいた（研究自体には関与していない）Eric Mazur は，「これは本当に重要な論文だ．この結果を知りながら講義するというのは，非倫理的だという印象さえ受ける」[6] と言っています．筆者はこのような印象を持ってはいませんが，アクティブラーニングがとても効果的であることに変わりはありません．また，別の研究では，アクティブラーニングが効果的なのはSTEM分野に限ったことではないことも報告されています．つまり，アクティブラーニングは領域を問わず，よりよい結果をもたらすということです[7]．学生がよく教材を理解し，覚え，それをさまざまな状況に応用する能力を伸ばしてくれるのです．

そもそも「アクティブラーニング」とは何なのでしょうか？　一言でいうなら，ア

クティブラーニングは，人が学習目標を達成するために何らかの情報を使う場面で生じます．教室内で教員が，学習目標（学生が学ぶべきこと）を明確に示すことで，特定の学習成果（達成される実際の学習）につながります．教員として，少なくとも学生が学習成果を一つ出せるように，授業活動をデザインする必要があります．アクティブラーニングとは，単に「何かをすることによって学ぶ」ことではありません．その活動は予め特定の目的を意識してデザインされているべきであり，学生はその活動に積極的にかかわる必要があるのです[8]．

　直感に反しているようですが，アクティブラーニングは学生が学習しようとしなくても，効果が生じることがあります．学生がアクティブラーニングに気づいていなくても，ある特定の学習成果を出そうと意識的に努力しなくても，学習の根底にある原則はうまく働いてくれるのです．大事なことは，活動を適切にデザインする（本書に出てくる原則に則って）ということと，学生を学習目標の鍵となる知識やスキルを学ぶ活動に専念させることです．この学習過程には，学生が演習の目的を理解することも含まれています．目的を理解することで，自分が学習していることに直結する事柄に集中することができます．

　アクティブラーニングはすべて自分から進んで行うものです．それは，YouTubeを使ってトイレの流し方を調べたり，台所で新しい料理の作り方を学ぶために色々試したり，南北戦争中の特定の戦いを再現するために研究調査したりするのと同じようなものです．本書で述べる原則は，そのような自律的な学習と，教員が誘導する学習にも同じように使えますが，ここでは後者に焦点をあてます．特に，教員としてオンライン授業をより効果的にし，積極的にかかわり，楽しいものにするための方法に焦点を当てます．

　教員のほとんどが既にある種のアクティブラーニングを使っています．たとえば，授業中に振り返って質問をしたり，賛成か反対かを聞いたり，小テストを受けさせたりといったものです．しかし，これは出発点であり，アクティブラーニングによって達成できることのすべてではありません．同じように，教員の多くは，しばしば学生を小グループに分けて，論文や事例，問題点についてディスカッションさせることがあります．このようなグループディスカッションは有用ですが，その質はさまざまで，焦点がぶれたり，話が脇道にそれたりするかもしれません．アクティブラーニングを最大限に活用するには，教員に明確な学習目標が必要であり，学生が目標を達成できるように学習活動の構造をはっきりさせなくてはなりません．

　以下に示すのは，Google Meet，Webex，Zoom 等を用いたオンライン授業におけるアクティブラーニングの使い方の一例です．「すべての選挙に公費を投入すると

いう新しく提案された法律案のプラス面とマイナス面を明らかにする」というのが学習目標だとしましょう．学生が学習目標を達成するためのアクティブラーニングの方法の一つは，ディベート^{付標}をさせることです．「賛成派」は賛成の立場で主張をまとめ，「反対派」は反対の立場で主張をまとめます．一連の流れを示すと，次のようになります（**図1.1**）.

1. スプレッドシートを使って学生を 4,5 人の小さなブレイクアウトグループに分けます（これはオンラインで簡単にできます）．各グループは別々に集まって，賛成・反対それぞれのサイドにとってできる限りよい立論^{付標}を立てます．賛成派・反対派いずれかに割り当てられることを学生は知っていますが，事前にはどちらになるかわからない状態で始めます．ディベートの準備をするというたったそれだけのことでも，アクティブラーニングの一つになっています．このシナリオの場合，明確に決められた学習目標は，選挙の公費投入という新しい法律案を理解することです．学生は，対立派と互いに話し合うインタラクティブな活動に参加します．それは両サイドで立論を立てることです.

2. 手始めにインタラクティブな演習を用意することはよいのですが，そこで止まっていてはいけません．学生たちは，どの程度学習できたかを評価し，自分たちの議論の質を高めて補強する方法を知っておく必要があります．これを大人数で行うには（これをこなすのにさほどの労力は必要ありませんが）対面よりもオンラインの方が簡単です．立論を立てた後にグループをペアにします（グループメンバーの半分を別のグループの半分と組み合わせるようにする等，Zoom で簡単にできます）．そして，ペア同士でそれぞれに作った立論を比較照合させます．学生たちは，互いに論証^{付標}の弱いところを指摘したり，両サイドでさらに取り上げることのできる追加ポイントを共有したりして助け合います．学生同士は互いに助け合う責任があるので，教材を振り返り，全体を通して考えるようになるのです.

3. 第三段階として，もとのグループに学生を戻し（はじめに使ったスプレッドシートを使う），また別のグループとペアを組ませます（このグループは評価・改善のための演習で作ったペアではない）．今度はランダムに，ペアの一方を賛成派，他方を反対派に割り振ります．ペアのグループはディベートを行い，議論を進めながらそれぞれの立論の内容をより質の高いものに修正・変更していきます．対立派の論証についてもノートを取り，両サイドの立論について新しく思いついた論証を書き留めるように言います.

4. 最後に，クラス全員を集めて各学生に立論内容のリストを与え，各自で有効な反

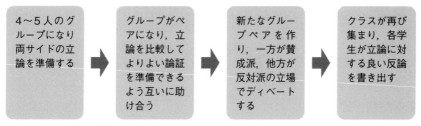

図1.1　ライブ形式ディベート

論を書き出すようにいいます．この演習はただ主張を暗記するものではありません．反論するためには，立論に関してより深い理解と分析が必要になります．不正防止のため，学生ごとに異なる立論内容のリストを渡してもよいでしょう．学生のモチベーションを保つため，採点してフィードバック^{付録}をします．大事なのは，すべての学生が最初から採点されることを知っていることです．だからこそ，学生はできる限り多くのことを学ぼうとするのです．この演習は「協働学習」テクニックを用いても構いません．たとえば，メンバー全員が一定の成績以上ならグループ全体に報酬を与える等です[9]．

　この例は，教員が学習目標を明確に定義した時に，どのようにアクティブラーニングが生じるのかを示したものです．学習目標（ここでは異なる立場の論証を深く理解すること）なしには，その後何も発展しません．明確に学習目標を与えられて初めて，その目標を達成するための教材に学生は集中することができるのです．

　この例はまた，アクティブラーニングについて別のことも示しています．アクティブラーニングは学生にとって刺激的で楽しいけれども，ただ座って受動的に講義を聞いているより多くの作業をしなくてはなりません．これは重要なことです．というのは，アクティブラーニングに必要な作業に時間を割く分，講義形式なら学べるはずの分量を学んでいないのではないか，と学生が誤解する可能性が報告されてきたからです（実際にはその逆であったとしても[10]）．しかし，学期が進むにつれて，学生の半数以上がアクティブラーニングの効果を認めるようになる，ということを同じ専門家が報告しています．知識を定期的に評価し，どれだけ学習したのかをフィードバックすることによって，より強く効果を実感することができます．また，研究者たちは，教員が授業の最初に，「アクティブラーニングは楽しいと思うかもしれないけれど，普段より勉強が増えて大変ですよ．でもそれは，それだけ真に多くのことを学べるということなんですよ」と伝えておくと，学生はアクティブラーニングをより高く評価することも見出しています．

① 従来の講義形式はやめるべきか？

　アクティブラーニングは，従来の講義形式，つまり教授（いわゆる，壇上の賢者）が講義ノートを読み上げ，学生がそれを書き写す形式とは対極にあるものとされています．この種の講義は，先生による一方的な解説と特徴づけられています．これは，本章の冒頭での分析で使われた定義であり，文献 2）で使われたものです．このような講義が，「教授のノートから学生のノートへ，誰の脳を通ることもなく内容が転写される過程」と残念な表現をされているのを聞いたことがあります．このような見方から，教員は講義形式を続けることに疑問を抱くようになったのです．

　しかし講義の性質を特徴づけるのは風刺画のようなもので，昔からの方法を完全にだめなものとして葬り去るのもどうかと思います．そうではなく，「いつ，どのように講義を使うべきか？」を考えた方がよいでしょう．賢明で経験豊富な学者たちがこの疑問について考えてきました．ここでは，講義の長所と短所について意見が一致しているものを取り上げます．オンライン形式でも従来型の教室形式でも，すべてに等しくいえることです．

1) 講義の長所

- 主題を煎じ詰めて重要なことを前面に出し，それ以外のことは後ろにおいておくことができる．
- 講師は，題材をまとめる新しい方法を提供し，その方法を使って今まで明らかになっていなかった題材間のつながりを作ることができる．
- 講師は，学生の特定のニーズや関心，背景等に合わせてプレゼンテーションを調整できる．
- 講師は，ワクワクした気持ちでプレゼンテーションすることで，教材を生き生きとしたものにできる．
- 講義の規模については，対象となる人数は関係がない．10 人に講義するのも 1,000 人に講義するのも，同じように簡単である．
- うまく行けば，講師は自分自身の個人的な知識や知恵を与えることで，専門家が問題について考えるとはどのようなことかを示すことができる．
- 講師がいきなり学生を指名するようなことさえしなければ，学生も安心して聴講できる．
- 俳優かコメディアンのように，熟練した講師は教室の雰囲気を感じ取って話し方を調整することができる．

2) 講義の短所

- 講師なら誰でも，担当する講義を創意工夫して準備し，熱意ある講義を効果的にできるとはかぎらない（これに対して，アクティブラーニングなら，当該の分野について知識があり，ある程度努力する講師なら誰でもうまくできる）．

- 学生に「質問してね」と言っても，返答があまりない．したがって，教授は講義のペースや深さ，どの範囲までの教材を使うか等を適切に調整できなくなってしまう．

- 講義に合わない教材もある．

- 通常，学生は受動的に聞き，単に聞いたことをメモしたり，ノートをとったりするだけなので，学ぶことがあまりない．

- 講義は特定のレベルに設定されているため，ある学生には簡単すぎて退屈したり，他の学生には難しすぎてイライラしたりすることがある．

- 講義は，推定される学生の事前知識に基づいて行われるため，その推定が違っていたことがわかっても，講義の最中に再調整するのは難しい．

- 講義は積み重ねなので，学生は序盤で何かを聞き逃したりすると，その後方向を見失いやすくなる．

- 講義の内容は教科書の内容と重複していることが多いため，学生は講義に出席するのを時間の無駄と感じがちである（同じ情報は本を読むことで得られるし，本を読むなら自分のペースででき，好きなだけ繰り返し見直すことができる．講義ノートはオンラインで公開されることもあるため，学生は講義をさぼったり講義中にスマートフォン操作に没頭したりしてしまう）．

　おそらく，講義の最大の短所は，これはアクティブラーニングによって解決可能なことですが，学習内容が定着しないことです．学生は講義で聞いたことをあっという間に忘れてしまうかもしれないのです．これに関して，とてもショッキングな研究報告が目にとまりました．講義を聞いたわずか3日後でさえ，学生は講義の10%足らずしか覚えていないというテスト結果だったのです[11]．最も，従来からの講義によって学生がどの程度学習内容を覚えているかの正確な数値は，具体的な学習内容や講義のレベル等の要因に依存して変化します．他の研究では，従来型講義で物理学を学習してから18か月たっても65%覚えていたという報告があります．しかし，この場合もアクティブラーニング群は6か月後に88%覚えていたとされ，アクティブラーニング群より低い結果でした[12]．また，さらに別の研究では，薬学部の4年生を対象に，初期に学んだプログラムの内容がどれだけ定着しているかを調べたところ，従来型講義では平均52%，アクティブラーニングでは60%定着していました[13]．従来型の講義に比べ，アクティブラーニングの方が，学生は時間が経った後

でもより多くのことを覚えていることが一貫して示されています[14].

　なぜ学生は講義内容をあまり覚えていないのでしょうか？　一般的によくいわれるのは，単に注意を払っていないからという説明です．たしかに，そういう場合もあるかもしれませんが，根拠のない俗説は払拭された方がよいのです．つまり，これまでいわれてきた，学生が10〜15分しか注意を払えないというのは嘘なのです[15]．この説の不合理さは，若い人であっても1時間のテレビ番組や，もっと長い映画を繰り返して楽しんでいることからも明らかです．一方，学生がどれくらいの時間，注意を払うことができるかを調べる過程で，研究者たちはある興味深く有用な観察結果を報告しています．たとえば，ある研究[16]では，学生に自分の注意が講義からそれる度にリモートコントロール装置をクリックするよう教示しました．その装置には3つのボタンがあり，それぞれが注意のそれた時間の長さ（1分以内，1〜5分，5分以上）に対応していました．結果は明らかでした．注意がそれるのはわずか1分かそれ以内がほとんどでした．一方，注意がそれてしまうことは，以前思われていたより頻繁だったのです（講義開始から15分経ったら注意がそれ，その後，講義に再集中することがない，というわけではありませんでした）．講義が進むにつれ，より頻繁に注意がそれるのは事実でしたが，この注意がそれるのは一時的で，学生は再び講義に耳を傾けたのです．

　さて，先ほどの疑問に戻ります．なぜ学生は講義内容をあまり覚えていないのでしょうか？　それは，一般的に講義が学習科学の原則を最大限に利用していないからです．本書でこの後に要約する原則は，講義にもアクティブラーニング演習にも適用可能であるにもかかわらず，ほとんど適用されていません．なぜかはわかりませんが，学習科学の知見のほとんどが簡単に入手でき，特にオンライン授業はどのような教員でも使えるものではないと説明されてきたのです．本書はこの問題を正していくことを目指しています．

　理想としては，学生が講義の短所の犠牲にならず，その長所から恩恵を受け，教員は講義とアクティブラーニングを組み合わせて講義の短所を補強する，というのが一番です．講義は教材の内容を学生に伝え，教材をまとめることに使われるものです．講義によって初めて情報の関連づけができ，学生はその教材に興味を持つ気持ちになるのです．よい講義は，学生がすべてを理解できるように構成されるべきです．そのような講義では，考え方の基準となる点や情報間の重要なつながりを提供するようにします．その教材は，何が最も重要な点であるかを強調し，個々の学生に話しかけるように，それぞれの学生の目標や背景（事前知識のレベル等）を考慮してつくるべきです．

そうはいっても，教員が情報を伝え学生が書き取るだけが講義ではありません．むしろ，講義の間にアクティブラーニングを挟むことで，講義はより一層効果的になるのです[17]．これはオンラインで簡単にできます．さらに，アクティブラーニングを加えることで，講義ではなかなか得られないフィードバックが得られるようになり，より効果的に教えることができます．

❷ 学習サンドイッチ：ライブ形式・オンデマンド形式

講義の長所を活かしつつ，短所を補うために編み出された最も良い訓練は，授業を一連の「学習サンドイッチ」に編成する方法です．学習サンドイッチは，1つの授業の中で教育法を変えると学生の集中が持続するという研究結果を利用したもので，ライブ形式・オンデマンド形式のどちらでも使えます．学習サンドイッチは，**表1.2**（13頁）にあるように，はっきりとした構成を作ります．この方法は，特にオンライン授業で学生の気が散りやすい時に重要です．まず，ライブ形式での学習サンドイッチをみてみましょう．

1) ライブ形式のオンライン授業

1. はじめに，教員が比較的短い講義で教材を説明し，図解します．学習サンドイッチのこの最初の部分で，知識（概念や事実等）やスキルの重要な構成要素を伝えなければなりません．ライブ形式は，オンデマンド形式に比べ，学生の集中を持続させるために数分ごとに区切ることが簡単である点から，より優れています．たとえば，学生全員に「はい」か「いいえ」で考えさせた後，そのうちの何人かを指名して，なぜそう考えたのかを説明させてもよいでしょう．実際，ある研究では，講義を中断するような何か（たとえば，実演，質問，面白い新しいスライド等）によって，学生が目を覚まし注意を向けると報告しています．研究者たちは，「この研究は，学生中心の教育法のポジティブな効果が，学生の注意がそれる時間を減らすだけでなく，その後に続く講義に対してもその効果が転移🔵するプラスの効果があることを示している．この結果は，授業時間内に教育法を変えるということが，知識を別の形式で示すことができるというだけでなく，その後の講義指導形式にも学生を集中させることができるかもしれないという考えを支持している」[18] と記しています．

あるいは，この学習サンドイッチの最初の部分をごく短くして，学生が次の段階で探索できるように問題や論点の枠組み，構成のみを示すだけにするのもよいでしょう．

2. 導入段階に続き，学生はアクティブラーニング演習に専念します．この演習は学習目標を達成するうえで，学んだ情報を何らかの方法で使うよう，学生を導くものです．前に示した通り（**図1.1**），アクティブラーニングは単独の演習でも関連した一連の演習でも使えます．学生が少人数グループの時は，特にオンラインで行うのが容易です．これにより多くの社会的交流の機会がもたらされます．社会的交流は，多くの理由から学校教育において中心的な役割を持っています．第1に，さまざまな方法で学生は互いに学習を助け合うことができます．言い換えると，学生は互いに（学習内容が）社会的現実とかけ離れていないかのチェックができます．それによって，教員は基準点を設けて学習成果が上がっているかを評価し，学習内容があまり抽象的になりすぎないように手助けできるのです．また，概念的な誤りや邪魔なものを取り除く助けにもなります．さらに，学生が勉強を続けるための心理的サポートも提供してくれるのです．小グループで行う第2のメリットは，社会的ダイナミクスが，「ただ乗り」現象を減らすことです．これはつまり，他の学生に口止めして課題をやってもらう行為を防止するということです．さらに，この後みていきますが，簡単すぎて退屈したり，難しすぎて挫折感を抱いたりする学生が出ないように，規模に応じて個別に対応できます．これは，似たような関連知識やスキルを持った学生からなるグループを作ることでできるのです（ただし，次章で述べるように，すべてのグループが均一である必要はありません）．そしてこれが重要なことですが，社会的交流は「所属感」を生み出します．所属感は，学生の進歩を妨げる逆境に対して緩衝材となります．実際，所属感のあるなしで，将来その学生が勉強を続けるかどうかが予測できるのです[19]．また，所属感は学力を高め，健康さえも改善します．

　これが，本書で社会的アクティブラーニング演習を強調する理由です．たしかに，投票や小テストはアクティブラーニングの形式ですが，それは学生が互いに交流している間に行われることの一部にすぎないのです．

3. 最後に，ブレイクアウトグループでの話し合いが終わった後に，学生は話し合いの内容についてどう思ったかを報告する（デブリーフィング，報告会）必要があります．よくあるのは，ブレイクアウトグループで活動したにもかかわらず，その活動の質についてのフィードバックを学生が得られないパターンです．この報告会の過程では，何がより良い活動結果を作り出すかを学生に先に説明させてもよいでしょう．ごく少人数のグループなら，個々の学生やグループを指名して，活動結果を発表させ，発表者がフィードバックを得るのもよいでしょう．大人数グループの場合には，もう1つのフィードバックのやり方があり，それは学生にルーブリック🔵を渡して互いに評価させるという方法です．学習管理システム

［LMS］を使えば簡単にルーブリックを作って使うことができるでしょう．ここで，元のグループに戻り，互いにルーブリックを使って評価し合います．クラス全体を再集合させて，共通の問題点は何かを示すよう各グループに教示します．

　たとえば，導入段階で学習科学の原則の1つを学生に学ばせることが学習目標だとしたら，最初にその目標について説明し，それからアクティブラーニングに移ってもよいでしょう．その場合，学生に以下のような短いレッスンを作らせるとよいでしょう．(1) 他の学生たちに原則の使い方を説明する，(2) この原則がはっきりと使われた事例を示す．このアクティブラーニングの後，学生は**表1.1** に示されているようなルーブリックを参考に，他の学生の成績をつけます．

　このタイプの学習サンドイッチは，ある意味「前倒し型」です．つまり，導入部分が比較的長い講義（ビデオや実演を含む）からなっていて，それはアクティブラーニングの特徴が，講義内容から重要ポイントをマスターすることだからなのです．ライブ形式の「前倒し型」学習サンドイッチを**図1.2** に示します．

　バリエーションとして，「後回し型」学習サンドイッチがあります（**図1.3**）．このタイプでは，導入部分が形式的な講義形式をとらないかわりに，学生がアクティブラーニングを行う中で探索することになる問題や論点の枠組みが示されます．ここで扱う問題や論点は一般に学生にとっては難しく，自分で取り組むのに苦労するでしょう．だからこそ，答えを学ぶ動機につながるのかもしれません．この後回し型では，報告会が教員からの情報伝達の役割を果たし，時には学生の好奇心を満足させるようなドラマチックな「公開」効果をもたらします．

　おそらく，この方法で最もよく知られているのは，革新的なアクティブラーニング法として Eric Mazur が名づけた「ピア・インストラクション」でしょう[20]．これを

表 1.1　採点のためのルーブリック

1	2	3	4	5
教示が明確でない．あいまいで理解しにくい	教示があいまいであるか，または理解しにくい	教示が比較的明確だが，ややあいまいか，または理解しにくいところがある	教示が明確だが，まだ理解しやすくする余地がある	教示が極めて明確．あいまいなところがなく，理解しやすい
原則が明確に記述されておらず，かつ事例も出されていない	原則が比較的明確に記述されているが，事例が提示されていない	原則が明確に記述されているが，事例がかなり悪い	原則が明確に記述されているが，事例が良くない	原則がとても明確に記述されていて，事例が非常に良い

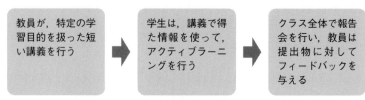

図1.2 ライブ形式「前倒し型」学習サンドイッチ

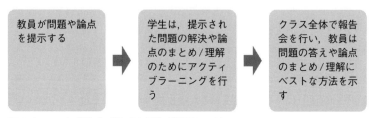

図1.3 ライブ形式「後回し型」学習サンドイッチ

使うには，まず学習目標のそれぞれを細部まで特定しなければなりません．学習サンドイッチの第1段階では，その一つひとつの目標に関して，さまざまな答えがあり得るような問題を出します．たとえば，熱力学を教える場合，学生に実験の結果を予測させます．まず，中央に円形の穴があいた鉄板を想像してもらいます．鉄板は一様に赤く熱くなるまで熱が加えられます．ここで問題を出します．加熱によって穴の大きさは変わらないだろうか？　それとも小さくなる？　大きくなる？　この演習では，まずクラス全体に対してこの問題が出された後，各自で選択肢の中から答えを選んでもらいます．

　続いて第2段階では，小グループに分かれてこの答えについて話し合います．これはグループ内に意見の一致しない学生がいる時に効果的です．教員と助手が小グループに立ち入り，話をよく聞き，ヒントを与えます（たとえば，すべての分子はある程度均一に互いに押し合うので，円盤が均一に加熱されることは大事だよね等）．

　5分ほど話し合った後，クラスは再び集まり，第3段階である報告会を始めます．ここで再び学生に答えを出してもらいます（一般に，2回目の方がより正確な答えを出します）．教員は正解を伝え，なぜそれが正しいのかを説明します（ちなみに，均一に加熱されるにつれ，穴は大きくなるというのが正解です．穴周囲の分子は，他の分子と同じように外側に広がるためです）．

　まとめると，学習サンドイッチには2つの型があります．最も一般的である前倒し型（典型的な講義形式）と後回し型です．後回し型には，ピア・インストラクション

表1.2　授業オーバービュー

間隔(分)	スライド	内容
学習サンドイッチ1（後回し型）		
5	1-6	導入：問題の枠組み作り＋投票
5	7	第1ブレイクアウトグループ
10	8-9	報告会＋投票＋講義
学習サンドイッチ2（前倒し型）		
10	10-19	講義＋ビデオ
10	20-21	第2ブレイクアウトグループ
5	22-23	報告会，Q&A
学習サンドイッチ3（前倒し型）		
10	24-29	講義＋デモンストレーション
15	30-31	第3ブレイクアウトグループ
5	32	報告会＋投票
5	33-35	まとめ＋Q&A
10	36	小テスト

や，それ以外のさまざまな「意見公開」方法（学生が問題を解き，その答えが公開されるが，投票やピア・インストラクションのような特別な仕かけはない方法等）があります．また，学生に情報を伝える際に導入段階と報告段階に分散させることも可能です．

　各授業はいくつかの学習サンドイッチからなっています．前倒し型・後回し型学習サンドイッチを用いた90分授業の一例を**表1.2**に示します．

2)　オンデマンド形式のオンライン授業

　同じタイプの「学習サンドイッチ」が，オンデマンド形式のオンライン授業でも可能です．多くの教員がオンライン授業で現在使っているさまざまなプラットホーム（たとえば，Canvas, Blackboard, D2L/Brightspace, Moodle 等）でも実行できます．

1.　オンデマンド形式では，第1段階は録画されています．第1段階では完全に講義だけにするか，問題の背景の構造を明確にするか，または，学生が提起するべき論点を把握するために当てられます．オンデマンド形式の一番のメリットは，学生が自分のペースで進められることであり，前に学んだことをいつでも復習できることです．ただし，オンデマンド形式指導法には，学生は学習の開始と終了の日程について明確な学習時間枠が設けられているものもあります．この場合であっても，これらの制限下で，自分のペースで学習することは可能です．

　この方法には重大な欠点があります．それは，自分の学習がうまくいっているのか，詳細なフィードバックを得る機会があまりないということです．学生はすぐにつまずいてしまい，イライラがつのり，やる気をなくし，もう勉強を止めてしまうかもしれません．

　このような問題に対処するため，教員であるあなたは，掲示板やディスカッションフォーラム，共有ドキュメント等を作って，学生に質問等を書き込むよう呼びかけるとよいでしょう．一般的に，録画された講義を使う場合には，録画経過時間のどこの内容に関する質問かを明確にするように教示するのがよいとされます．そうすれば，すべての視聴者（他の学生や教員）が何について質問されたのかがはっきりわかるからです．迅速なフィードバックのため，教員は1日に少なくとも2回は質問をチェックして返答するべきでしょう（最も，学生は質問がある時だけ投稿するので，学生は1日に2回チェックする必要はありません！）．

2. 第2段階は，アクティブラーニング演習を含みます．第2段階では，ワーキンググループを作るために，掲示板にその旨を書き込んだり，それを学生が導入部分の教材を終えた時点で共有したりしてもよいでしょう．最もよく使われているオンデマンド形式のプラットフォームでは，学生が議論したり他の学生からの投稿に返信したりする欄が指定されています（実際，ディスカッションフォーラムは現行のオンデマンド形式のオンライン授業で最もよく使用されています）．そのような欄があれば，教員は名簿順に同じグループに入れる学生の数（たとえば，4人）を割り振るだけでよいのです．各グループの学生に指示を送り，必要に応じて正解例やルーブリックを送ります．

　その後，学生は文章（共有ドキュメント）やビデオクリップを残すことで，他の学生が時間のある時にみられるようにして，交流を図ります．（注意：ビデオクリップは，グループの他の学生や教員だけがアクセスできる安全な環境におく必要があります）

　オンデマンド形式の第2段階における別のやり方として，導入部分の教材を終えた学生は，名前とeメールアドレスを掲示板（または共有ドキュメント）に入力し，同時にビデオチャットできる日時を記入する方法があります．時間の合う学生同士がグループになり，決められた時間にリアルタイムで交流します．これはハイブリッドモデルで，オンライン形式とオンデマンド形式の要素を組み合わせたものです．凝った工夫は必要ありません．要するに，共同オーサリングサービス（Google Docs 等）とビデオ会議サービス（Google Meet, Webex, Zoom 等）だけで十分です．

3. そして最後に，学習サンドイッチの報告会を行います．個々のグループに e メールやビデオを送り，クラスの全員が同じ内容を共有して，それに関する意見や考えをクラス全体に対してフィードバックします．つまりこれは，一度に一つのグループに発言を求めるよう指定することに相当します．また，ハイブリッドモデルをライブ形式の報告会に使ってもよいでしょう．これによって，学生は質問するチャンスを与えられ，リアルタイムで答えてもらう機会になります．場合によっては，学習サンドイッチの最終段階用に，まとめの講義を録画しておいてもよいでしょう．

　学習サンドイッチのこのシンプルなアイディアには，膨大な量の学習科学の知見が組み込まれています．本書の残りの部分ではこのやり方の科学的根拠や考えをひも解き，それをさらに詳しく紹介します．

❸ この先の内容に関するクイックオーバービュー

第2章　学習科学

　本書の中核である原則の基盤となっている認知機能に関して，重要な事項をまとめます．特に，「学習」と「記憶」の関係についてまとめ，人の脳内にあるさまざまなタイプの「記憶貯蔵」について述べます．また，学習の段階，すなわち，符号化から貯蔵，保持，貯蔵情報の回収までの段階で影響を与える要因について論じます．

第3章　深い処理 🔗付録

　学習科学から得られた原則[21]をまとめる5つの章のうち，最初の章にあたります．ここでの重要な考え方は，人は情報に関して心的処理が多いほど，時間が経過してもその情報を記憶している可能性が高いということです．この原則はすべてのアクティブラーニングのコアとなるため，基盤として最初に取り上げます．心的処理を行うには，学習目標を達成するための材料に焦点を当てなければならず，そのような処理はアクティブラーニングの多くの方法によってできるようになるという点が重要です．

第4章　チャンキング

　人はおよそ3〜4つのまとまった情報の単位（"chunks"「チャンク」）しか取り込めません．チャンキングは，知覚（視覚，聴覚等）から概念までにわたるすべての形式の情報に適用できます．この原則によって，コース教材と活動をうまく構築できるだけでなく，それがオンラインでうまく機能するように，各クラスを組織化してまとめることもできるようになるのです．

第5章　連合の形成

　連合は，情報をまとめて組織立てる際に重要な役目を果たします．初めて接した情報を既に知っている情報と統合する，すなわち連合の形成により，情報はよく保持されます．そして，後で手がかりを与えることにより情報を回収しやすくするのです．連合は，学習科学における最大の問題，学習の転移という問題を解決するのに役立ちます．ここでいう学習の転移とは，授業で学んだ情報を仕事や日常生活場面に適用することです．

第6章　二重符号化^{付録}

　学習と記憶は，情報が視覚と言語のような複数のモダリティで示された時に，より効果的です．つまり，単独で知覚的，または言語的な提示をされるよりも，何かを提示されてから話し始める方が，効果的なのです．この原則は，われわれの脳が複数の異なる記憶貯蔵をもつことを反映したもので，複数の貯蔵に情報が入れば，よりよく学習できるのです．

第7章　意識的訓練

　意識的で目標が明確な訓練は，特別な方法で行う必要があります．フィードバックを受け，訓練のはじめの行動とそれに対するフィードバックとの違いが何かに注意を払い，そしてフィードバックを使って行動をより改善していきます．直感に反するかもしれませんが，学生が最も学習するのは間違った時なのです．つまり，間違った後にこそ，学習を最も促進するようなフィードバックが受けられるのです．この章では，「意識的訓練」の過程がどのように機能するのかを説明します．

第8章　原則の組み合わせ

　原則は単独でも効果をもたらしますが，組み合わされた時に強い効果を発揮します．ここでは，訓練の幅を，検定力から記憶術を使うこと，さらにゲーミフィケーション（ゲームをする際に使われる典型的な要素を他のことに応用すること）までとします．そして，これらの訓練が，どのように原則の組み合わせを作るか（原則を引き出すためにどのようにデザインできるか），そしていかに学習を強化できるかを見ていきます．

第9章　内発的・外発的モチベーション

　学生が練習に参加しない限り，学習科学の原則は何の効果も持ちません．この章では，内発的モチベーションと外発的モチベーションの両方の理論に基づいて，学生を動機づける方法について考察します．そのような動機づける要因を，オンライン・アクティブラーニングの中に定着する方法に焦点を当てます．

第10章　演習と活動

　最後に，アクティブラーニングの具体的な活動とその演習の例を多数示します．これらの活動と演習のすべては，オンラインで効果的に，ライブ形式でもオンデマンド形式でも行うことができます．手始めにこれらの例を使ってみることによって，オンライン教育は単に「良く」なるだけでなく，真に優れたものになるでしょう．

　ここでおすすめする方法によって，読者は楽しく，フレンドリーで，親しみのあるオンライン授業を構築できるようになるでしょう．大事なことは学習テクニックであって，特定のオンラインテクノロジー自体にあるのではありません．さまざまな手法を用いて，幅広いプラットフォームで実行できる活動をあえて紹介しました．本書を最後まで読み終える頃には，読者はオンラインでの教え方に自信が持てるに違いありません．そしてそれ以上に，学生の学びを助けるような活動をデザインしたり開発できたりするようになります．しかもそれを楽しんでできるようになっていることでしょう．

―第2章―

学習科学

　筆者は，学習科学について教える時に「一日の終わりに，今日の出来事を振り返ることがありますか？」という質問から始めます．自分で答えてみてください．これまで筆者が聞いてきた多くの人は，「少なくとも時々はしている」と答えています．次に，本当に聞きたいことを質問します．「では，思い出すことができた出来事のうち，どの程度その場で覚えようとしましたか」という質問です．そして，「後で思い出せる出来事の少なくとも半分は意識的に覚えようとしていた人は手を挙げて」と聞いてみます．この質問に対して手を挙げる人はいません．そこで，「後で思い出せる出来事の約25%は意識的に覚えようとしていた人は手を挙げて」と聞いてみます．この質問に対しては，今まで1,000人以上の人に聞いて（わずか）3人が手を挙げています．続けて，「後で思い出せる出来事の約20%は，約15%は…」，と5%刻みに値を小さくしていきます．ほとんどの人が5%のところで手を挙げています．

　手を挙げた人が半分だとしても，この答えは注目に値します．人は，意識的に覚えていようとしたことを覚えている，と思い込んでいるからです．しかし，実際には一日の終わりに思い出せることのほとんどを，通常は覚えていようとはしていないのです．このことから，根本的な疑問が生じます．「日中に起きたことを覚えていようとしなかったのなら，どうやって後になってそれを思い出すことができるのだろう？」という疑問です．

　筆者の問いかけに対して，学習科学の知見から，このように答えることが予想できます．後の章で述べるように，われわれが思い出せる多くのことは，出来事や物に注意を向け，それについて考えたことによる，単なる副産物にすぎません．記憶は，しばしば心的処理のスピンオフであり，ついでに拾い上げられるものなのです．

　これは多くの学習科学からの知見の一つにすぎませんが，重要なことです．学習に関する多くの知見は，直感的にはわかりにくいものです．このことは，「水について最後に気づくのは魚である」という古いことわざを思い出させます．われわれは日常生活に没頭するあまり，たとえそれが意識できるものであっても，自分の心的処理を

当然のこととして，その働きについて立ち止まって考えるということをしないのです[22]．

　学習科学の原則は，アクティブラーニングを最大限に活用するための重要なポイントです．この原則は，脳がどのように働いているのかということに関する核心を捉えたものなので，効果的なアクティブラーニング演習は原則に基づいて行われるべきです．原則を知っていれば，学習効果を引き出す最良の方法を考慮するだけで，よりよいアクティブラーニング演習をデザインできます．

　学習科学は，おもに基本的な認知機能の研究から派生したものです．とりわけ，初めて接する情報の組織化と理解，新しい情報と既知の情報との統合，そして既に学習した情報へのアクセスに関する基礎研究です．学習科学のおもな目的は，広い範囲で深く，そしてさまざまな領域への応用が可能な，ひとそろいの原則を作りだすことです．たとえば，前述の記憶に関する逸話は，「情報の心的処理を繰り返すほど，その情報を保持する可能性がある」という「深い処理の原則」を示しています．学習科学を支える原則は，学習や教育を改善するにはどのような方法がよいのか検証することに焦点を当てた研究を通して累積し，展開されてきました．たとえば，単にテストを受けるだけで，正解を後で知らされなくても，学生にとっては実際学習の助けになることを研究者は報告しています[23]．

　学習科学は，見た目より広い範囲をカバーするものです．学習自体は，新たな知識やスキルを獲得することです（どのような領域でも，どのような研究分野であっても）．つまり，何かを取り込み，脳の記憶バンクに貯蔵することです．しかし，単に新しい知識やスキルを拾い上げ，それを貯蔵するためだけのものではありません．また，記憶に定着させるために，どのように情報（事実，概念，手続き等）を組織化してまとめるのか，既に貯蔵されている情報を使ったり，後で情報にどのようにアクセスしたりするのかにも学習科学は関係しているのです．新しいことを理解するために，既に知っていることとどのように結びつけるのか，新しく学んだことをいつ，なぜ使うのかということにも学習科学は関わってきます．学習科学がカバーする範囲は広いので，教育の多くの側面に応用可能です．たとえば，深い処理の原則について詳しく学べば，その情報は授業プランのさまざまな側面をデザインすることに使えるはずです．原則の知識があれば，さまざまな方法や文脈で，異なるタイプの素材に適応できるわけです．

❶ 脳に関する重要な事実：原則の基礎

　学習科学は，脳の働きに関する重要な事実に基づいており，原則は最終的にその事実から生じたものです．ここで，脳の学習に関して研究者が学んできた重要なことを，ものすごく短く（おそらくバカバカしいほど素早く）オーバービューしてみます[24]．この後の章では，この基礎に基づいて説明します．

　具体的にするため，新しい概念，たとえば「サンクコスト（埋没費用）　[付録]」の概念を学ぶ場合を考えてみましょう．意思決定する時は，「未来のコストのみを考えよ──過去は過去であり，以前のコストは既に終わっているのだから」という概念です[25]．

　はじめに，学習と記憶には密接な関係があり，その関係は同じコインの裏表に当たると理解しておくのがベストでしょう．学生たちは「埋没費用」という概念を聞くと，それを理解して覚えようとします（後述のように，理解せずに覚えるのは難しいものです）．前述のとおり，学習は新しい知識やスキルを得て，それを自分の記憶バンクに入れる過程です．一方，記憶は学習の結果です．記憶バンクに貯蔵されるものです．記憶がなければ学習も起こりません．たとえば，教員が学生に埋没費用について学習してほしい時に，真に意図するところは，理解して覚え，かつその概念を適切に応用する方法を知ってほしい，ということなのです．確かな情報を記憶に貯めてほしいわけです．

1) 記憶の種類

　しかし，真の学習とは，情報をただ記憶バンクのいずれかに入れることではありません．脳は1種類以上の記憶をもつことがわかっています[26]．埋没費用に関する情報を，短期記憶に留めるだけでなく，それ以上のことを，教員は学生に求めているのです[27]．短期記憶にある情報というのは，われわれが意識的に知っていることだけです．短期記憶は，長くとも30秒程度しか保持できず，3〜4個の情報グループしか保持できません．これが学習における主要なボトルネックになっています（このことは第4章で扱うチャンキングの原則に直接つながります）．もし，誰かがあなたに電話番号を知らせ，すぐに電話をしてほしいと頼んできたら，あなたはそれを聞いた瞬間から電話番号を押し終わるまで，電話番号を短期記憶に留めるでしょう．対照的に，長期記憶には，今までに学んだすべてのものと，今知っているもの（たとえば，事実，単語，概念，イメージ，手続き等のすべての事実）が含まれています．もし，学生が埋没費用の概念をごく短い時間しか思い出せないとしたら，教員はがっかりすることでしょう．

　埋没費用（その他何でも）に関する情報を長期記憶に貯蔵する過程は，学生がそれを聞いたり読んだり，見たりした後，通常は，短期記憶に短い時間留めることから始まります．したがって，目標となるのは，短期記憶に入った情報を長期記憶に貯蔵する形に変換できるように，学生を援助することです．ここが学習科学の原則をいかに使うかのポイントです．耐久性のある形に情報を保管して，それを後で思い出して使えるように学生を助けるのです．

　脳は長期記憶情報をさまざまな方法で貯蔵します．第 6 章で触れるように，学習は単語とイメージ両方を使って貯蔵することで強化されます．これは，すべての知覚システム（視覚，聴覚，触覚等）が，短期・長期記憶両方の貯蔵にも働くためです．たとえば，われわれは明確な視覚的長期記憶を持っていて，それを短期記憶において視覚的心的イメージを作り出すために想起できます．試しに，「ミッキーマウスの耳はどんな形ですか？」という質問に答えてみてください．ほとんどの人はディズニーのキャラクターを思い浮かべ，その心的イメージの中の耳を「見て」，それが丸い形だとわかります．長期記憶の中にあった情報を使うためには，長期記憶から短期記憶内に情報を取り出す必要があり，短期記憶に入ったものが意識されるのです．

　埋没費用のような記述を聞いたり読んだりする時，われわれは通常その言語によって伝わる概念を貯蔵します．ある特定の単語ではなく，その意味の「骨子」を貯蔵するのです．複数の言語を話す人々は，あることを記述するのにどの言語を使ったのかを忘れることさえあるでしょう．それは，明確に貯蔵されているのはその意味であって，単語そのものではないからです．これは，聞いたり読んだりした単語の知覚記憶とは異なるタイプの記憶です．ほとんどの「アカデミックな」知識はこのタイプで，言語に深く依存しており，授業やディスカッションでよく耳にし，教科書や文献で読まれるタイプです．

　意識に上らないタイプの知識というものがあることを知っていましたか？　たとえば，自転車に乗ってバランスをとる方法がわかりますか？　ここまで取り上げてきた例（たとえば，ミッキーマウス）は，すべて短期記憶に入れることが可能なタイプの情報に焦点を当ててきました．しかし，われわれが知っていることの多くは，実際にそれを使用する時だけアクセスできるものです．第一のタイプは宣言的知識と呼ばれ，事実，概念，単語，イメージ等が含まれます．第二のタイプは手続き知識と呼ばれ，計算の仕方（経済的埋没費用の大きさを算出するのに必要な計算等），自転車の乗り方，どのようにして母語で文法的な文を産生するのか等が含まれます．

　手続き記憶によって，われわれは今していることを意識することなく，「自動的に」課題を遂行することができます[28]．何かを学習する場合，規則やプロセスについて

の宣言的情報から始めることが多いですが，それを何度も使うことによって手続き記憶となり，その結果自動化されるのです．たとえば，新しい言語を学び始める時は，特定の文法規則を意識しますが，練習するにつれ，自動的かつ直感的に文を作ることができるようになります．あるいは初めて車の運転を習う時は，各ステップを意識的に考えますが，運転練習とともにその知識は手続き的・自動的なものになります．

　宣言的知識と手続き知識とを区別することに留意しなくてはならないおもな理由は，われわれがよく学び，判断する際の一番のボトルネックになっているのが，短期記憶能力の限界だからです．あるスキルを自動的に行えるなら，短期記憶への負荷を減らして，それを他のことに使えるのです[29]．たとえば，車の運転をたくさん練習しておけば，ハンドルを切りながら，ブレーキをかけつつ，障害物等に気をつけて会話をすることに何の問題もありません．ただし，初心者が運転中に会話すると事故を起こしかねません．

　学習して想起する方法は，明らかに１つではありません．第６章で示すように，二重符号化の原則はこれを利用したものです．少なくとも２つの異なる方法，典型的には言語と視覚を使って，学生が教材を学ぶようにさせます．もっとも，ここでお伝えしたのは事実ですが，だからと言って「見て覚える人」「言葉で覚える人」等がいるわけではありません．誰でも異なるモダリティを有効に使えるのです[30]．

2) 記憶へアクセスすること

　森にある一本の木が倒れ，誰もその音を聞くことがないとしたら，それは音が出たことになるでしょうか？　認知科学者の，お決まりのこの質問に対する明確な答えは，ノーです．物理的な出来事と，媒介する波動（空気，水等）と，波動に対する脳の反応をわれわれは分けて考えます．波動が全く脳に届かなければ，「音」は存在しないのです．同様に，木が倒れてそれによる波動が空気中に生じても，それが耳に届かなければ，つまり貯蔵された情報が行動に影響を与えられなければ，それは存在しないといえるでしょう．

　通常，手続き記憶は，適切なきっかけがある時にアクセスできます．車の運転中には運転の仕方の知識にアクセスし，言葉を話す時には文法規則を使います．これに比べて，宣言的記憶にアクセスするのはもっとめんどうです．学校で行われるほとんどの学習は情報（事実，概念，イメージ等）の獲得が目的なので，本書ではそこに焦点を当てていきます．

　宣言的記憶は，書棚にしまわれていたり，整然とアルファベット順に貯蔵されていたりするものではありません．むしろ，他の貯蔵情報と互いに直接的・間接的に参照

できるようになっています．鳥と聞いて羽があることだけを想起するわけではありません．われわれは，鳥が動物であって（したがって，食べるし呼吸する），恐竜と遠い親戚関係にあり，おそらく含気骨をもつことまで知っているのです．われわれの知っているすべてのことは，長期記憶における知識や考えのネットワークのどこかに収まっています．第 5 章の連合の原則のところでみるように，連合という豊富なかたまりを作っておくことは重要です．なぜなら，いかにベストな形で長期記憶に情報を組織化してまとめ，安全に長期記憶の中に長時間情報を保持し，必要になった時に情報にアクセスするかという時に役に立つからです．埋没利益の概念を記憶させても，学生が意思決定の場でその情報を使えなかったら何にもなりません．

　脳における学習の知見でもう一つ重要なことは，学生が学んだ内容をわれわれがどう評価するかということに関係します．評価のためには，何らかの方法で学生の知識を実際に示す工夫が必要になります．評価形式はすべて 2 つのカテゴリーのどちらかに分類され，それぞれ異なる心的プロセスを計測します．一つ目の評価形式は，学生に情報を想起させるもので，長期記憶から掘り起こしたものを短期記憶の中で活性化させます．これによって学生は知識を意識することができ，結果としてそこから何かを作り出すことができます．たとえば，埋没費用のような概念について書き出すよう求めると，学生は埋没費用の情報を想起せざるをえません．自分の見た噴水をスケッチさせたり，南北戦争の戦いに関する事実を要約させたり，リスト分類するためのコンピュータコードを書かせたりするのも同様です．これらはすべて，学生が長期記憶から情報を取り出し，それに基づいて何かを産生する方法です．

　二つ目の評価形式は，学生に情報を思い出させるというよりも，学生に再認させる方法です．選択肢から正解を選ばせたり，主張や記述が正しいかどうかを判断させたりするのです．正解を導き出すためには，既に長期記憶に入っている情報と選択肢とを照合しなければなりません．効果的に情報が貯蔵されていない場合，後になって答えがなかなかわからないということになります．多肢選択または正誤テストという形式は，学生の知識の再認を用いて評価する古典的な方法です．

　この想起と再認の区別はある意味で重要です．なぜなら，完全に想起できない場合でも再認を使うことで自分にフィードバックを与えることができ，それによって新しいことを学びやすくなるからです．この事実は，意識的・計画的訓練の原則にとって決定的なポイントになります．このことは第 7 章で述べます．

3) 学習の転移

　最後に，人はある情報について学んだその狭い文脈以外のところでは，その情報を

使わない傾向があります．これは困ったことです．埋没費用（あるいはそれ以外のことでも）について教える目的は，単に定義等を想起／再認することだけではないからです．教員はクラスで学んだことを，仕事上の意思決定や問題解決，日常生活等別の場で使ってほしいのです．この目的を達成するためには，学生はある文脈から別の文脈へと，学んだことを移行させて，使わなくてはなりません．これを心理学用語で学習の転移といいます．

ある同僚が話してくれた逸話について考えてみましょう．同僚の友人は，専門外の人に物理学を教えるよう頼まれたそうです．彼はそれを面白く教えるには，野球の例をたくさん使うほうがよいに違いない，と考えました．野球には，バットにボールが当たった時に Newton の運動の第三法則が働く等，多くの物理的現象が含まれているからです．問題は，授業で野球の例を多く使いすぎて，期末試験までに例を使い果たしてしまったことでした．そのため，期末試験には代わりにアメフトの例を使ったのです．結果はどうだったでしょうか？　学生たちは猛反発しました！　みんなの訴えは次のようなものでした．「授業は全部野球についてだったのに，最後に騙された！　アメフトの話にすり替えるなんて！　フェアじゃない！」これは明らかに，学習の転移に失敗した例です．もとの状況（野球）は新しい状況（アメフト）とは似ていて，時間的にもそれほど経っていなかったことから，内容が近い場合の失敗例といえます．一方，かけ離れた学習の転移とは，知識やスキルをある状況から，他の似ていない状況へ移すこと（太陽系について学んだことを原子に応用する等）を指していて，両者はしばしば時間的にも隔たっています[31]．

効果的に教えるためには，学習の転移を促進するように教示法をデザインすべきです．教えたことが授業内だけに留まり応用されないように，誰も（教師も学生も管理者も）望んでいるわけではないのですから．

［学習の転移は 3 つの訓練で促進できる］

1. 具体的な例を広い範囲から選択して与え，それらの例にどんなつながりがあるのかを詳細に説明するのがよいでしょう．目標は，学生が後で関連した状況や材料に遭遇した時に，「今の話で思い出したのですが…」「それって〜みたいなもので…」「それは〜と同じようなことで…」等のフレーズが容易に思い浮かべられるように学生を支援することです[32]．

2. 学生が実際に仕事や日常生活でやりたいことにできる限り近い形で学習成果が得られるように助けるのがベストです．したがって，学習目標は対象が特定されていて，かつ具体的なものでなければなりません．たとえば，ニュースに批判的な消費者であることを教えたいなら，学習目標は，ニュース源にバイアスがかかっ

ていないかを考慮する等の特定の行動を学べるようにすべきでしょう.
3. 実際のクラス外での活動にできるだけ近づけるように，活動そのものをデザイン
　するとよいでしょう. たとえば，学習目標が交渉スキルを教えることだとすると，
　学生がベストな方法を決めるような問題解決活動よりも，実際の交渉を模倣した
　ロールプレイ活動の方がよいでしょう.

　この短いオーバービューは，この後の章で議論するほとんどの原則の基礎となって
います. 必要な背景は随時追加します. 学習科学の各原則の根底には，何百もの（何
千ではないにしても）研究があります. 科学文献は 100 年以上もの間，蓄積されてき
たにもかかわらず，教育に対して，体系的に使われることがなかったのは驚きです.
読者の方々が，次章以降に書かれている内容を実践することで，この現状を変えて
いってくれることを願っています.

─第 3 章─

原則①

深い処理

　筆者は，1970 年に Gordon Bower が行った認知心理学実験が気に入っています[33]．この実験で，参加者は，「牛-木」「フォーク-ギター」「かばん-岩」等の単語のペアを聞いた後，3 つのグループに分けられました．どのグループも同じ単語ペアのリストを聞きましたが，単語ペアに対する教示は異なるものでした．1 番目のグループは，何度も何度も心のなかで単語ペアを唱え，ペアの単語を覚えるようにしてくださいと言われました．2 番目のグループは，ペアの単語が何らかの形で互いに関係するさま（たとえば，木に体をこすりつけている牛，フォークが突き刺さったギター等）を視覚化して覚えるよう言われました．そして 3 番目のグループは，2 番目のグループと同様に単語ペアの関係を視覚化し，その後に心的イメージ（心に描いたイメージのことを，認知心理学ではこのようにいいます）がどれくらい鮮やかなものかを段階評価（「とても不明瞭で曖昧である」から，「とても明瞭で本物を目の前にしているようだ」までの間）するように言われました．3 番目のグループは，単語ペアを覚えてくださいとは言われておらず，後で記憶テストをするという予告もされませんでした．

　3 つのグループとも，その後，記憶テストを受けました．単語ペアの 1 つ目（「牛」「フォーク」「かばん」）を聞いて，それとペアだった単語を思い出すというものです．結果はわかりやすいものでした．まず，2 番目のグループ（単語ペアが互いに関係し合うさまを視覚化して覚えたグループ）は，1 番目のグループ（心の中で単語を唱えて覚えたグループ）の約 2 倍のペアを思い出すことができました．次に，筆者が最も面白い結果だと思ったのは，3 番目のグループ（視覚化はしても，それを覚えようとはしなかったグループ）が 2 番目のグループと同じくらいよく覚えていたことです．このグループにとって，記憶テストは前触れもなく行われたにもかかわらず，覚えようとした 1 番目のグループの 2 倍の単語ペアを覚えていたのです．

　この結果は注目に値します．心的イメージを作り出して，鮮やかさの程度に序列をつけるために「それを見る」だけで，記憶の中に留めておくのには十分だったわけです．つまり，参加者は単語を覚えようとしなくてもよかったのです．これは，第 2 章

で紹介した，その日起こった出来事の記憶ととてもよく似ています．多くの場合，それが起こった時には覚えておこうとは思っていなかったでしょう．

　このような現象は，「深い処理の原則」を表しています[34]．つまり，情報に対して心的に処理をすればするほど，その情報をより保持する可能性がある，ということです．「情報」とは，知識（事実，概念，単語，イメージ）やスキル（特定の目標を達成するための特定の手続き）のことを意味します．

　アクティブラーニングが受け身の学習，つまりパッシブラーニング（たとえば，講義を聞くこと）より優れている一番の理由は，深い処理の原則に基づいていることです．それ以外の原則は，特定の種類の深い処理に関わる処理段階を規定するものか，あるいは深い処理の原則を何らかの方法で補強するものです．

　この原則を，筆者は大人数の集団で何度となく実証してきました．参加者になったつもりで，以下の課題に取り組んでみてください．

1. まず，部屋にいる人たちに，各列の左からペアになってもらうよう言います．そして，各ペアの左側の人（彼らから見て）は，右側の人とは異なる教示を与えられることを伝えます．具体的には次のような教示です．左側の人には，これから見せるリストの各単語を見て，それが生き物の名前かどうか（たとえば，「木」は生き物だが「岩」は違う）を黙ったまま判断してくださいと言います．一方，右側の人には，同じリストを見てもらうのですが，今度は各単語の最初の文字が最後の文字より背が高いか（たとえば，「house」の「h」という文字の背の高さは「e」より高いですが，「most」の「m」は「t」より背が高くありません）を判断してくださいと言います．
2. 次に以下のリストを見せます．
   frog（カエル）
   harp（ハープ）
   rat（ネズミ）
   sheet（シート）
   deer（鹿）
   brick（れんが）
   rug（じゅうたん）
   bear（熊）
   forge（炉）
   hare（野ウサギ）
   stone（石）

ape（類人猿）

lamp（ランプ）

snail（カタツムリ）

chair（椅子）

worm（虫）

　ペアの左側の人の役をするつもりで，最初の単語を見てください．生き物の名前ですか？　―はい．2番目の単語は？　―いいえ．3番目の単語は？　―はい，といった具合です．次は右側の人の役をしてみましょう．最初の文字は最後の文字より背が高いですか？　―はい．2番目の単語は？　―はい．3番目の単語は？　―いいえ．やり方はわかりますね．

　リストにある各単語に対して上記のことが終わったら手を挙げてください，と参加者に言い，全員が手を挙げ終わったらリストを回収します．

1. 15秒後に，予告なしに，リストにあった単語をできるだけ多く思い出すよう参加者に言います（しばしば，不満の声が上がりますが）．単語を書き出すか，思い浮かべる時間は20秒です．
2. 続いて再びリストを見せ，正確に思い出せた単語は何個だったか聞きます（正直にね！　と学生に伝えます）．
3. 最後に，各参加者に，自分の正解数とペアの人の正解数を比較するよう言い，左側の人（生き物かどうかを判断した人）の方が多く正解していたら手を挙げてもらいます．

　結果は，左側の人（生物・非生物で判断した人）が，右側の人（文字の高さで比較した人）より正解したペアが圧倒的多数でした．なぜでしょう？　その単語が生き物かどうかを判断することは，表面的な特徴を判断するより，心的処理を要するからです．それが生き物かどうかを決定する時，おそらくそれが自らの意思で動くのか，それとも植物なのかについて考えるでしょう．一方，どちらの文字が高いかを決定する場合は，対象をただ見るだけでよく，答えを出すまでに記憶をたどる必要がないのです．心的に情報を処理すればするほど，たとえ覚えようとしなくても，後で思い出しやすくなります．

❶ 目標のある処理

　オンライン上のアクティブラーニング演習を深い処理を用いるようにデザインする場合，ある重要なことを意識していることが大切です．学生に，関連のある適切な情

報を深く処理させる必要があるのです．たとえば，ある古典的な研究が意味するところを考えてみましょう[35]．参加者はまず，単語の意味を判断するか，または，ある単語が別の単語と韻を踏んでいるかどうかを判断し，その次に記憶テストを受けました．この時，2つのグループのうち半分は単語の意味に，半分は単語の音に注意を向けるように誘導されました．

　ここで重要なことがわかりました．最初に単語の意味を判断した参加者は，テストで単語の音に注意を向けた時より，単語の意味に注意を向けた時の方が単語をよく思い出すことができたのです．ところが，最初に単語の音を判断した参加者は，逆に，単語の意味に注意を向けた時より，単語の音に注意を向けた時の方が単語をよく思い出すことができたのです．

　重要なのは，心的に処理をすればするほどよく記憶されるということです．ただし，ある種の判断や処理タイプが，常によい学習をもたらすというわけではありません．また，重要な心的処理の量を単に増やせばよいというものでもありません．むしろ大事なのは，覚えようとする時にかかわってくる情報の処理の量です．これは単語を覚えるということだけに限った話ではありません．もっと一般的に，知識やスキルを身につける時にも適用できるのです[36]．教えた分の成果は得られるはずです．

　授業活動をうまく構成すると，学生に関連情報を深く処理させることができます．以下に示すのはその一例で，昔ながらの教室では扱いにくいものの，オンラインでなら比較的簡単に行える方法です．

　第1章で取り上げた学習目標の例に戻りましょう．それは，すべての選挙に公的資金を付与する，という新しく提唱された法律のプラス面，マイナス面を学生に理解させたい，というものでした．アクティブラーニングの形式としてディベートを行うことも可能ですが，ここでは「ジグソークラスルーム」[37]という極めてパワフルなテクニックの一つを使います．ジグソークラスルームでは，学生は2組のブレイクアウトグループに分かれます．最初の組み合わせでは，各グループは複数パートからなるプロジェクトや授業活動の一部を準備します．一定の時間が経ったら，そのグループは解散し，新しいグループが再編成されます（これが「ジグソー」部分にあたります）．この新しいグループには，それぞれ少なくとも1人の代表者（授業活動の種類によりますが）がはじめのグループから参加します．このテクニックはさまざまな方法で使うことができ，学生を特定の学習目標に容易に集中させることができます．たとえば，以下のようにします（**図3.1**）．

1. 各組の学生が6人ずつになるようなブレイクアウトグループを作ることから始め

ます．グループを2つのタイプに分けます．1つ目のグループは「賛成派」として，2つ目のグループは「反対派」として準備を進めます．これらのブレイクアウトグループをあらかじめセットアップしておくこともできます（スプレッドシートを使用する）[38]．

2. 一定時間（たとえば10分）経ったら，各グループを解散して新しいグループを作ります．この新しいグループは，それぞれ前の「賛成派」グループの一つから3人，「反対派」グループの一つから3人の学生を含むようにします．これはZoomを使って簡単に行うことができます．学生たちを特定の新しいブレイクアウトルームに割り振ったスプレッドシートを見せて，その部屋に移動するよう伝えます．

3. そして，この新しいグループに割り振られた6人は論点についてディベートし，賛成派・反対派それぞれが相手を説得しようとします．同時に，相手の論証の最も強いもの，弱いものがどれかを決めます．

4. ディベートの後，学生はそれぞれ自分たちのグループと相手グループの最も強い，または最も弱いと思われる論証を5分で書き出すように言われます．そしてそのように評価する正当性も短く書き出します．点数をつけるということをはじめに言っておくことで，学生が注意を払う動機づけになるはずです．大事なのは，学生がどの程度学習目標を達成したか意識できるような，特定のフィードバックを与えることです[39]．

　このジグソー演習は深い処理を引き起こし，学んでほしい内容に学生を集中させます．

　オンライン形式で教えることで，このジグソーテクニックは種々の方法に広げることができます．各グループが異なるステークホルダー（利害関係者）と連携するような多段階のロールプレイ活動を行うこともできるでしょう．たとえば，交渉スキルを教えたいとしましょう[40]．まず，そのスキルについて述べ，効果的な使い方を説明します．たとえば，とても高い要求を最初に提示して交渉を「アンカー●付録（しっか

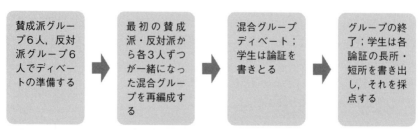

図3.1　ジグソー法を用いたディベート

り固定)」してから，必要に応じて少しずつ下げていく，というような具体的な戦略を教えたいとします．この時，この要求が不当に高いと，交渉がうまく行かなくなってしまうかもしれないので，気をつけるように説明するでしょう．これらの概念は高度に複雑なことではないので，ほとんどの人が簡単に理解できるでしょう．しかし，実践に応用するのは難しいかもしれません―そこが，ブレイクアウトグループでアクティブラーニングに時間をかける理由なのです．

　ロールプレイシミュレーションは，アクティブラーニングで交渉スキルを教えるのによい方法です．ロールプレイシミュレーションは異なるステークホルダー間での交渉にぴったり合うからです（したがって，実際の活動に学習が転移する一助になります）．たとえば，学習目標が 8 つある交渉戦略を教え，効果的な使い方を身につけることだとします．この目標を達成するために，ある学区が新しいコンピュータをどのように選ぶかに関するロールプレイシミュレーションを考案してもよいでしょう（学生はなぜステークホルダーが新しいコンピュータを購入するのに細心の注意を払うのかわかるでしょう）．その際，①教職員（高性能のコンピュータを手に入れようとする人），②技術スタッフ（メンテナンスが楽なモデルを推す人），③管理者（安いコンピュータを購入するよう促す人），④売り手（利益率の高いモデルを推す人）等の 4 人のステークホルダーを指定することができます．

　学生がさまざまな戦略とその効果的な使い方を確実に学べるように，次に述べる拡張版ジグソー活動で，**図 3.2** のようなブレイクアウトグループを設けてもよいでしょう．

1. 最初に，スプレッドシートを使って各グループ 4 人ずつになるようにブレイクアウトグループをセットアップします．4 つのタイプのグループを同数作り，各グループ 4 人のステークホルダーのうち 1 人だけを含むようにします．たとえば，各グループに教職員が 1 人，技術スタッフが 1 人，という具合です．そして，各役割を担当する学生に，これから行う交渉では特定の交渉戦略を 2 つ使うよう伝えておきます．この時，各役割の担当学生は，教員が最初に設定した戦略，つまりその役割に沿った戦略とは別のものを使います．たとえば，売り手役の学生は，カウンターオファー（前回の提案を断った側からの提案）が出される前に，アンカリング🔵^{付録}を使って話し合いを終わらせようと譲歩を求めるかもしれません．また，技術スタッフ役の学生は，代替案は考慮するに値しないとし，具体的な事実や検討事項に狭く焦点を当て，自分たちに有利な交渉を進めようとするかもしれない，といったいくつかの例が挙げられます．学生には他の役割もありうると伝えておきます．ただし，他の役割を分担している学生がどの戦略を使うかは学

生に伝えません．重要なことは，次のブレイクアウトグループでは，他の（グループの）構成員からの代表者と交渉することになると学生に伝えておくことです．そして，割り当てられた2つの戦略に基づいた交渉計画を作るように言います．他の役割の人は事前に用意してある他の戦略を使っているだろう，と予測してのことです．この最初のグループでの演習は，10分間行われます．なお，学生は全体の時間配分を知っています．

2. このグループが終わったら，スプレッドシートの別のエントリーセットを使って，学生たちを新しいグループに再度割り振ります．この第2グループは，最初のグループの各タイプのメンバーが1人ずつ含まれています（つまりステークホルダーの4つのタイプそれぞれから代表者が1人です）[41]．今度は，各代表者が割り当てられた戦略を使って，自分たちの利益が最大になるような交渉のロールプレイをするよう指示します．さらに，他の代表者一人ひとりが使っている交渉戦略を推測するように言います．そして，その戦略がどの程度有効に使われているかを評価し，その評価を正当化する準備をするよう教示します．この演習が授業の学習目標に焦点を当てたものになっていることに気をつけてください．この第2グループでの演習は，5分間行われます．

3. 第2グループが終わったら，元のスプレッドシートを用いて学生を最初のグループに戻します．他のステークホルダーはどのような交渉戦略を使ったと推測したか，そしてそれをどう評価したかをグループに報告するよう，各学生に伝えます．各グループの4人のメンバーは，各人が観察したことについて話し合い，他の3人のステークホルダーが採用した最良の交渉戦略に関する意見を一つに絞ります．このブレイクアウトグループの演習は，10分間行われます．

4. 最後に，クラスが再び集まります．比較的少人数のグループの場合，各学生に他のステークホルダーの内の1人がどんな交渉戦略を使ったかを推測させます．前の活動では特定のステークホルダーの交渉戦略だけに集中することができなかっ

4つの役割ごとにグループを分け（1グループ4人），交渉準備をする；各役割が異なる戦略をとる	各役割から1人とし，4つの混成グループを再編成し，交渉のシミュレーションを行う．他の役割の交渉戦略を推測・評価する	元のグループに戻り，メモを比較し，最もよいと推測された交渉戦略を他の役割から選ぶ	グループの終了；推測された交渉戦略の評価を書き，採点する；いくつかのグループはクラスで発表しフィードバックを受ける

図 3.2　交渉戦略拡張版ジグソー法

たので，ここではランダムにステークホルダーを選びます．この交渉に関与した
グループは，それを聞いてフィードバックを返します．グループが多すぎて全員
は報告できないという時には，報告するグループをランダムに選んでもよいで
しょう．そして学生たちにどのような交渉戦略だったかを推測させた後，その評
価を書かせ，それらを採点して終了とします．

　このような演習をすることにより，学生に学習目標を意識させることができます．
さらに，演習と関連する情報を深く処理することになるため，一層質の高い学習がで
きるようになります．そしてそれ以上に，この訓練によって，学生は職場や日常生活
で応用できるような経験をすることができるのです．

❷ 最適な解答を探す

　適切な深さの処理を引き出すようなやり方で知識やスキルを使うと，学んだことは
着実に身につきます．しかし，その深い処理を引き出す際に，どのくらいの心的処理
をしたらよいのかをどうやって決めたらよいのでしょうか？　処理が浅すぎると簡単
で学生は飽きてしまうだろうし，処理が深すぎると難しくてイライラするかもしれま
せん．そこで，教員は丁度よい処理レベル，つまり処理量が少なすぎず，多すぎない
ところを見つける必要があります．

　このことは，ある根本的な問題を提起しています．それは，おそらく授業教育が始
まって以来，教育者を悩ませてきた問題で，それぞれの学生にとって最適な処理の深
さが異なるということです．Noorjit に丁度よいものは Arthur には難しすぎるかもし
れないし，Arthur に丁度よいものは Juan には難しすぎるかもしれないのです．

　この問題に対処する方法の一つは，学生一人ひとりにチューターをつけることで
す．チューターは優秀で，色々なことを知っていて，賢く，周りのことに気を配るこ
とができ，それぞれの学生に合うように教え方を調整してくれるでしょう．こうした
チューターを十分に集めることができ，彼らを雇う経済的余裕があったら，の話です
が．しかし，実際のところ，これは解決策にはなりません．

　もう一つの対処法は，優秀なチューターの代わりをしてくれるコンピュータプログ
ラムを導入することです．現在ではそのようなプログラムが多数存在し，「コン
ピュータ支援教育」「インテリジェントコンピュータ支援教育」「適応教育」「個別学
習」[42] 等の一般的なルーブリックに基づいて働いています．このようなプログラムは
使い勝手がよく，特に，解答が明確な分野では使えます．しかし，このようなシステ
ムはさまざまな問題も抱えています[43]．まず，開発費用が高く，時には授業一時間

あたり数十時間，あるいはそれ以上の時間がかかります[44]．また，別の問題としては，理由が間違っているにもかかわらず，正しい答えに到達することがあります．そして，この問題について振り返って指導を行わないため，誰も誤りに気がつかないのです．しかし，それだけでなく，学生は単に機械との関わりを望んでいるのではなく，人間との社会的な関わりを持ちたいのです．

最適な深さをどう決めるか，それを一気に解決する別の方法として，テクノロジーを用いることもできます．使えそうな解決法が2つあります．いずれも，ファウンドリー・カレッジ時代の同僚と筆者が，うまく訓練に使っていた方法です．1つ目は，同じような能力のある学生同士を組にしてブレイクアウトグループを作るというものです．小テストの得点や，投票結果をこの組み合わせに使います．ここでも，事前にスプレッドシートを用意しておくことで，ブレイクアウトグループに適切な学生の組を作ることができます．この場合，比較できる評価スコアを並列に並べておき，得点を基に学生を分類することで，ある一定の人数の学生をまとめて同じブレイクアウトグループに割り当てることができます．

2つ目として，これは1つ目と組み合わせて使いますが，演習（活動）そのものを最適な深さの処理ができるように作りあげる方法があります．つまり，さまざまなレベルでアプローチでき，学生が多かれ少なかれその演習に深く関われるように作るのです．たとえば，「あいまいさ」について学生に教えたいとします．その際，まずブレイクアウトグループを作って，学生にひとまとまりの文章を読ませ，そこからあいまいなものをすべてみつけなさい，と言います．あいまいなもののうち，いくつかはとてもわかりやすく，明らかにあいまいな言葉で，誰もが簡単に見つけられます．一方，あいまいさが微妙なものもあります（たとえば，あいまいさが複数の文の間の意味関係を通して出てくるようなもの）．学生のグループがこの種の分析を得意とするかどうかによって，あいまいさが微妙な例を見つける数は異なってくるでしょう．

中心となる考えはこうです．各グループのメンバーは，そのグループにおける最適な処理の深さに従って互いに説得し合い（似た最適な処理傾向を持っていると思われる学生をグループにしているので），退屈せず，イライラしないで課題に取り組むことができるのです．

さまざまな能力レベルの学生が一緒になっているグループでは，優秀な学生は他の学生に教えることで学び，まだ理解のできない学生は助けてもらえるので，みんなにとってよいのではないか，と考えてみるのはどうでしょう．テニスの場合，「自分より上手い人とプレーするのが一番だ．それが一番上達する」という考えをよく聞きます．そうかもしれませんが，それは強いプレーヤーが自ら進んで教える人で，しかも

教え上手な場合です．一方の下手なプレーヤーも，仲間から教えられることを嫌がらない場合のみです．これまでの筆者の経験からすると，この通りとは限りません．

　ここでの目標は深い処理を導く状況を作り出すことです．したがって，これこそが学習を促すことなのです．活動が簡単すぎたり難しすぎたりすることで，学生を退屈させたりイライラさせたくないのです．テニスの例でいうなら，練習することにあたります．初心者2人がプレーする時に練習から得られるものは，チャンピオン同士が練習して得られるものに匹敵するのです．ここでの練習とは心的処理のたとえです．低いレベルの人も高いレベルの人と同じくらい多くの心的処理を誘導されるため，どちらも学ぶことができるのです[45]．

　ブレイクアウトグループを知識・能力がいつも同じレベルの学生だけで構成すべきだと言っているわけではありません．理解するのが難しい題材の場合には，ブレイクアウトグループにさまざまな学生を参加させ，少なくとも学生の何人かは演習の仕方を十分理解していることを事前に確かめておくべきでしょう．理解していない人が理解していない人に教えるような状況は避けたいものです．しかし，学ぶべき知識やスキルが比較的簡単な場合には，学んだ情報をしっかり覚えて，さまざまな状況で応用できるようになることがおもな目標になるかもしれません．このような場合，同じレベルの学生を集め，多層的な課題を用いて，各グループが最適な処理の深さで説得し合うようにすることは理にかなっています．

　まとめると，演習内容に関して深い処理を行うよう授業活動を構成することは，学生が特定の学習目標を達成することを助けます．この目標達成のために，正しい処理が起こるよう演習をデザインする必要があります．ここで紹介したアプローチのよい点は，たとえ学生がその題材を学ぶことに特に興味がなくても，心的に処理することで副産物として学習できるという点です．次章では，深い処理を誘導して後押しする，さらに多くの方法を紹介します．

─第4章─

原則②
チャンキング

　どの教員も，講義で題材が多すぎるのはよくないとわかっています．しかし，どのくらいが多過ぎることになるのでしょうか．われわれ人間は，一度におよそ3つまたは4つの"チャンク"しか覚えることができない，ということを研究者は発見しました[46]．チャンクとはどのようなものかを感じとるために，下記の文字を数秒間見て，順番に覚えることができるか試してみてください．

XXCBSCIAIBMNBCXX

　それでは，文字を見ないで，それらを思い出してみてください．ちらっと見た後，いくつ覚えることができましたか？

　それでは，もう一度やってみましょう．しかし，このヒントを使ってみてください．有名な組織を表す3文字の頭文字を探してください．今度はいくつ思い出せましたか？

　これらの頭文字を探すと，ほとんどの人は，全部の文字列を覚えられます．緑でCBS，赤でCIA，青でIBM，黄色でNBCを印刷すれば，同じように覚えられます．または，CBS　CIA　IBM　NBCのように，3文字のグループの間にシンプルにスペースを挿入することで，同じように覚えられます．これらのケースはいずれも，色をつけたり，スペースを加えたりすることで，それぞれの文字を単位としてまとめる助けとなるのです．これがチャンクと呼ばれます．チャンクを作ることをチャンキングといいます．

　ちらっと見ただけでバラバラな16文字を覚えるのは，ほとんど不可能ですが，文字をチャンクにまとめればそんなに難しいことではありません．そして，この効果は，文字や視覚的対象についてだけではありません．つまり，どの情報もチャンクにまとめることができます．

　チャンキングの原則によると，対象が3〜4個のまとまった単位に構成されていれば，より簡単に学ぶことができます．また，それぞれの単位自体がさらに3〜4個の

単位を含むことができると言われています．

　1980 年，ピッツバーグのカーネギーメロン大学の研究チームによって，チャンキングに関する印象的な例が報告されました[47]．彼らは，1 年半のコース全体にわたり，ある一人の学生 A さんを研究しました．A さんは，実験に参加するために，週に少なくとも 3 回，ラボに来ました．研究は一見シンプルなものでした．ランダムな数字列から 1 秒に 1 つ数字を読み上げ，A さんはそれを復唱しました．数字列はたったの 1 桁から始められました．つまり，最初は研究者が数字 1 つを読み，A さんはそれを復唱しました．その後はランダムに選択された 2 桁の数字が読み上げられ（たとえば，3，7 の場合には「さん，なな」），A さんはそれらを復唱しました．ついで，研究者は，A さんが不正解になるまで，桁を増やしました．最初の日，A さんは 7 桁を正しく再生しました．この成績は平均的です．次に訪れた日は，前回終了したところから開始しました．すべての数字列は異なり，新しく作られたものでした．A さんはどんどん桁を増やしていきました．そして，最終的に 79 桁の数字列を復唱することができました．

　A さんが，初日 7 桁が限界だったのに，最終的に 79 桁まで再生できたのはなぜなのでしょうか？　それは，A さんが数字をチャンクにまとめる頭のよいやり方を考えたからです．この考えのポイントとなったのは，数字列を 3〜4 桁の小さなチャンクにまとめることで，順番に大きなチャンクを作っていくというやり方です．この A さんは数多くのマラソンレースに出場した人でした．そのため，今までのレースのさまざまな区間で走るのにかかった時間を思い出すことができました．特に，マラソンランナーとしての初期の記録，最近の記録を思い出すことができたのです．そこで A さんは，数字列をあるレースの区間記録の数字に変換しました．たとえば，数字列が「3，4，9，2」の場合，A さんはこれらの数字を区間記録の時間と関連づけ，「3 分 49.2 秒で，マイル換算の世界記録時間に近い」（文献 47）の p.1181）という具合に覚えたのです．この戦略により，A さんは 4 つの別個のものを 1 つのチャンクに置き換えることができました．さらに，4 つの数字からなるまとまりを別のまとまりと一緒にして，より大きなチャンクも作成することができました．A さんはこのような戦略を実行していくうちに手法を広げ，数字の一部を特定の人の年齢や印象的な日付等にまとめていくようになったのです[48]．

　この研究結果は，学習する時，われわれのマインドがどのように働くかについて，2 つの重要な事実を示しています．1 つ目は，われわれは情報を，個々のビットではなく，うまく構成された単位として貯蔵しているということ，2 つ目は，これらの単位のそれぞれが，順番に，より大きな単位の一部となり得るということです．これら

2つの要素が組み合わさることで，われわれは膨大な量の情報を処理し，覚えることができるのです．

　多くの教員は，チャンキングを使って，コースをセクション・モジュール・ユニットに構成しており，チャンキングの原則は授業をどのように構成すべきかについて物語っています．このことを考えるには，学習目標という観点が役に立ちます．ある練習課題について，包括的な学習目標を明記するのです．たとえば，"交渉で使用する主要なテクニックをマスターする"といったことです．それから，より具体的な学習目標を設定するのもよいでしょう．特定のテクニックに焦点を当てたもの，たとえば説得の方法や，交渉に失敗した場合のバックアッププランを事前に用意すること等です．そして，この学習目標自体も，次々に，より小さなチャンクを持つことができます．たとえば，よいバックアッププランの特徴には，費用があまりかからないとか，簡単にできるといった，主要ステークホルダーへのアピールになるような特徴が含まれています．

　また，この原則は，授業内の演習を考案する際にも利用できます．たとえば，5つのパラグラフ_{付録}構成について教えるとしましょう．これは，学生がエッセイを書く時に使える簡単な形式のことです．最初のパラグラフでトピックに関連する3つの側面や例を特定し，それぞれを別のパラグラフで取り上げて，結びのパラグラフですべてをまとめます．これは3つの大きなチャンクに分解されます．導入パラグラフ，3つの説明パラグラフがセットになっているもの，結論パラグラフです．そして真ん中のチャンクは，導入パラグラフで紹介した3つのサブチャンクを含んでいます．この形式を教えるには，ブレイクアウトグループの学生に，簡単な（1頁の長さのものでも）パラグラフの区切りがないものを与えます．そして，それを分解させ，最初のパラグラフと，最初の例について語っている箇所の間，それと2番目の例について語っている箇所の間のどこに境界があるかを指摘させることができます．このチャンキング演習は，ある事柄を単位として構成することの大切さを教えるだけでなく，内容に焦点を当てた深い処理に導いてくれます．

　たとえば，物語の構造について，より一般的に教えていたとしましょう．ここでも物語をパラグラフに分解することはできますが，物語の場合，パラグラフの境界はそれほど明確ではありません．したがって，ブレイクアウトグループの終了後，パラグラフの境界をどこにすべきかについて，学生がその理由をどのように説明するかを知るのは興味深いです．繰り返しになりますが，これは活動内容と関連する情報を深く処理することを促します．

　ある領域の概念的な構造を理解することがおもな学習目標である場合にも，教材の

どこに見出しを入れるか学生に問うという方法で，同じアプローチが使えます．これを掘り下げるために，その教材の主要セクションに「A レベルの見出し」，その主要セクション内の見出しに「B レベルの見出し」を挿入するように指示するのもよいでしょう．

どの場合も，演習で使用する教材はできるだけシンプルにデザインする必要があります（ただし，Albert Einstein の言葉によれば，必要以上にシンプルにしないこと）．教示を読ませる時も，図を使わせる時も，3 つか 4 つ以上の全体に渡るチャンクを取り入れるべきではありません．また，それぞれのチャンクも，3 つか 4 つ以上のサブチャンクを含むべきではありません[49]．

❶ 授業の構成にチャンキングを使う

多くの教員は既にアクティブラーニングの価値を認識していますが，うまく実施する方法を知っている人は比較的少ないです．また，多くの教員は授業をオンライン設定に移行することに対して神経質になっているのではないかと思われます．オンライン形式とは，Google Meet, Webex, Zoom 等といったプラットフォームによるライブ形式，または Canvas, Blackboard や，その他の学習管理システムによる文書，ビデオ録画，パワーポイントデッキによるオンデマンド形式等のことです．しかしながら，授業形式をアップグレードすることは面倒なことではないし，恐れることでもありません．今は，アクティブラーニングを導入していない既存の講義計画をアップグレードする，まさにその時なのです．それによって，学習はより効果的になり，学生は刺激されます．教員もまた，やりがいのある経験をすることができます．

授業をアップグレードするために，コースをデザインする人（通常は教員）は 3 つの質問に答える必要があります．①時間の制約がある中で，どのようにアクティブラーニングを講義に組み込むことができるのか？　②授業計画のどこにアクティブラーニングを挿入すべきか？　③アクティブラーニングの演習には何が含まれるべきか？　の 3 つです．

これらの質問に答えるために，チャンキングの原則を使った簡単な方法を紹介します（**図 4.1**）．この方法は，前倒し型と後回し型いずれの学習サンドイッチにも同等に有効です．

1. 最初にコアとなる題材を決めます．その題材に注目させるためにアクティブラーニング演習を行うわけですから，まずは各授業のコアとなる題材を特定することになります．これを行う 1 つの方法は，そのコースを受講している学生の成績決

| コアとなる題材をチャンキングし，それ以外のものを可能な限り排除する | | 大きなチャンクの後か，あるいは強調したい小さなチャンクの後に，アクティブラーニング演習を挿入する | | 扱う題材の中で，理解・記憶・応用するのが最も難しい部分を特定し，そこにアクティブラーニングを使う |

図 4.1　講義をチャンキングする

定のための評価基準を考えることです．説明を簡単にするために，2つの中間試験と期末試験の合計3つのテストを使用するとします．試験の各問題を見た後，講義を振り返り，その問題に対する答えが提示されているセクションに丸をつけてください．その質問への答えが教科書にしかでていないなら，その題材を講義に含めるべきかどうかを検討します．もし，それがテスト問題になるくらい重要なら，おそらく授業で強調しておくべきでしょう．もしコアとなる題材を決めるための講義資料がない場合は，講義を書き写すか，自分で講義を録音し，その録音の文字起こしをすればよいでしょう．これは，アマゾンの automated transcribe プログラムや NCH ソフトウェア等の無料サービスで素早く簡単に行うことができます．

このプロセスを文字通りに行うと，とても時間がかかります．しかし，もし講義資料とテスト問題の両方を作るのであれば，この演習は形式通りにやらなくても十分です．講義資料に目を通し，テストをしたい箇所を特定するだけでよいのです．

講義で特定した部分は，明らかに最も重要だと考えている部分であるからこそ，試験ではこれらの部分に関する知識を評価するのです．講義内容のすべてが，各レッスンで教員の考えている学習目標に直接言及していなければならないのです．そして，テスト問題はそれを評価するものでなければなりません．

したがって，最初の質問である，①時間の制約がある中で，どのようにアクティブラーニングを講義に組み込むことができるのか？　に対する答えは，コアとなる題材に焦点を当て，それ以外のものはできるだけ排除することです．そうすれば，アクティブラーニング演習を行う時間は十分とれるはずです．

2. 次に，コアとなる題材ごとに，講義をチャンキングします．講義の中でテストに出したい重要部分を見つけ出し，さらに小さいミニ講義を作り出せないか（前倒し型学習サンドイッチの場合），学習目標を導くための問題や論点を示せるような

事例が示せないか（後回し型学習サンドイッチの場合），検討します．もとの講義の 4 つ以下の連続した部分が，しっかりと関わり合って，より大きなチャンクを形成していますか？　そうなっていれば，そのチャンクのすぐ後にブレイクアウトグループや他のタイプの授業活動を入れましょう．

　もし，題材とした部分がより大きなチャンクを形成するように並んでいなかったり，大きなチャンクが 3〜4 つ以上あったりする場合は，1 つの講義に多くのことを詰め込もうとしていないか考えてみてください．学生は，バラバラの知識やスキルの構成要素を，整理して把握することが難しくなるかもしれません．もし十分学ぶことができないのであれば，大量の題材を扱ったとしても意味がありません．

　もし，一連の小さなチャンクがあり，大きなチャンクにはまとまらないものの，話としてはしっかりまとまっている場合には，講義全体としては一つのチャンクとして機能するかもしれません．小さなチャンクのうち，どれを強調すべきかを決める必要があります．3〜4 つ以上の大きなチャンクがある場合にも，同じ問題に直面することになるでしょう．あるいは単に時間がなくて，1〜2 回以上のブレイクアウトグループやアクティブラーニング演習ができない場合も同様です．

　2 つ目の質問である，②授業計画のどこにアクティブラーニングを挿入すべきか？　に対する答えは，大きなチャンクの後か，強調したい小さなチャンクの後です．

3. 最後に，アクティブラーニングを挿入する場所を決めたら，アクティブラーニング演習自体の何に焦点を当てるかを決める必要があります．これは学生に何を心的に深く処理させるかを決めるということです．アクティブラーニング演習に入る直前に示したコアとなる題材をよく考えてみて，最も理解しにくい，覚えにくい，応用しにくい側面は何かを決定します．アクティブラーニングは，学生に難しい題材を習得させるようにする方法なので，そのような難しい題材に集中的にアクティブラーニングを使うのがよいでしょう．学習原則に基づく演習（第 10 章で紹介します）を使って，学習目標の最も難しい側面を習得させる補助にしましょう．

　この方法は，Google Meet, Webex, Zoom 等を使ったライブ形式授業に限ったことではありません．オンデマンド形式授業であっても，チャンキングの原則を全く同じように使うことができます．学生は，大きなチャンクを提示された後に動画再生を一時停止して，それから，たとえば聞いたことの言い換えを書くだけでもよいので，

何かをします．それを TA（teaching assistant）や他の学生が評価するのです．この後の章では，オンデマンド形式の環境でアクティブラーニングをどのように使うかについて多くの提案をし，第 10 章ではさまざまなタイプの演習例を提示します．

　一時停止といえば，専門家でない人には，チャンクとチャンクの境界がどこにあるのかわかりにくいことがあります．したがって，講義をする時に，一時停止をしたり，チャンク間の移行を明示したりすることは，学生にとって非常に有用です．

　チャンキングの原則の本質は，人が簡単に飲み込めるように題材をまとめることにあります．そのような学習を助けるという目標を考えると，この原則は非常に貴重なものです．さらに，チャンキングの原則と「深い処理の原則」を組み合わせると，効果は絶大になります．適切にチャンキングすると，学生は知るべきことを深く処理するようになるのです．そしてそれ以上に，心的処理を行うことにより，重要な情報が後で使いやすい形で記憶に保存されるということが大切です．これについては，この後の章で見ていきましょう．

―第**5**章―

原則③
連合の形成

　連合の原則とは，「新しい情報を既に知っていることに結びつけることによって，学習が強まる」ということです．ここで，連合することがいかに学生の学習を助けるか，よい実例を示しましょう[50]．研究者たちは，以下に示す一節を学生に読んで聞かせ，それを思い出すよう言いました．この研究の巧妙なところは，学生の半分にはタイトルを伝えずにそのまま読み，残り半分の学生にはタイトルを伝え，内容と結びつけやすくした点です．一節とは以下のようなものです．

　　「手続きは実際，とても単純である．まず，ものを別々のグループに分けておく…もちろん，やるものがどれくらいあるかによっては，ひと山で十分かもしれない．もし，設備がないためにどこか他の場所に行かなくてはならないならば，それが次のステップである．そうでないなら，もうこれで準備完了である．とりたてて一生懸命にやらないことが肝心だ．つまり，一度にすることが多すぎるよりは，少なすぎる方がよいのである．ちょっとの間ならこのことは一見重要じゃないように思えるのだけれど，多くやりすぎるとすぐにややこしいことになってしまう．間違うと高くつくこともある…最初は手続き全体が複雑にみえるかもしれないが，すぐに，単なる生活の一部になるだろう．近いうちにこの仕事が必要なくなるとは考えにくいが，それは誰にもわからないことだ．手続きが完了したら，ものを別々のグループに再び分ける．それから適切な場所に入れる．最終的には同じものがまた使われ，同じ手続きを繰り返すことになる．しかし，これは生活の一部である」

　タイトルを聞かなかったグループのほとんどの学生は，文章を理解することすらできず，後で思い出すよう求められてもひどい成績でした．これとは対照的に，「洗濯」というタイトルを聞いた学生はよくできていました．なぜでしょうか？　それは，文章中の個々のアイテム同士の関連づけと，中心テーマと個々のアイテムとの関連づけの両方に，タイトルが手がかりを与えているからです．

　前章で，われわれは連合のパワーを見てきました．1秒に1つ，次々に数字を読み上げるのを聞いて，79のランダムな数字を記憶できる驚異的な学生の例でした．そ

こでは，Ａさんがチャンクを作る際に，自分が参加したマラソンレースの記録に関する知識をその基礎においていることを強調しました．チャンクを作るのにあらかじめ連合を用いていたことにも触れましたが，強調はしませんでした．同じことが，前章のはじめで皆さんに作ってもらったチャンクにも当てはまります．文字列をなじみのある頭文字の組み合わせ（IBM，CBS 等）と連合するのでしたね．しかし，学習に連合を使うパワーは，チャンキングの時だけにとどまりません．

　連合を作ってそれを使うことが重要なのは，初めて何かを覚える時に整理するのに役立つから，というだけではありません．既に知っていることに，今学習しようとしていることを統合する時にも役立つのです．それは自分の記憶にその情報を「貼りつける」ことです．この事実は，ある研究者にとってはパラドックスだと思われていることを説明してくれます．それは，「あるトピックについて知れば知るほど，より一層そのトピックを簡単に学べるようになる[51]」というものです．あなたがもし長期記憶を巨大な書棚のように思っているなら，たしかにパラドックスかもしれません．書棚がいっぱいになればなるほど，新しいものを入れるスペースがなくなるという直感に結びつくからです．しかし，記憶は巨大な帽子かけと思った方がよいでしょう．つまり，帽子が増えてきたら，帽子をかける枝とホックが加わって，さらに帽子が増えてもかける場所が増えていくのです．

　連合は，情報を整理して記憶に貯えるだけでなく，思い出したい時に記憶から情報を掘り起こすことにも役立ちます．たとえば，会った人の名前を思い出せなかったことはありませんか？　もしあるなら，そのような時に役立つ簡単なテクニックを教えましょう．たとえば，Sam という人に会って，その名前を覚えたいとしましょう．そのような時は，すぐに同じ名前の知っている人のことを考えるのです．そして，その人を思い出させるような顔の特徴を，Sam の中に探します．たとえば，眉や頬骨が似ている等です．そして，この特徴や知っている人の特徴を名前と結びつけます．後で Sam に会った時には，以前から知っている人と結びつく特徴を思いつくまで顔をじっと見るだけでよいのです．そうすれば名前を思い出すことができます．初めて会った人の名前を覚えた時に作り出した連合は，後で思い出す時にも役に立つというわけです．

　この例の場合，あなたはアクティブラーニングしていたことになります．まず同じ名前の人をアクティブに思い浮かべ，後でつながりを思い出せるような，両者に共通した特徴を探し，その連合を記憶に貯蔵しました．深い処理の原則はここでも適用されますが，今度は，前からある記憶と結びつけるのではなく，自分で作り出した新しい連合を強固にするという文脈でこの原則を使うことになります．

1 授業をデザインする

　連合の原則は，授業のデザイン方法に明らかな影響を及ぼします．まず土台となる題材から始め，そこから積み上げていきましょう．この考えは，洗濯の例にはっきりと示されています．タイトルさえわかっていれば，すべてのつじつまが合うのです．

　土台となる題材から始めるという考えは，学習目標をさまざまな詳細レベルで定義するという考えにうまく合致しています．はじめに，包括的な学習目標や授業目的を特定する必要があります．そうすることで，授業活動に含まれるあらゆるものを結びつけやすくなります．その後で，学生が達成すべき具体的な学習成果と，その成果がどのように関連してくるのかについて考えるのです．たとえば，包括的な学習目標が「コロナパンデミックから学ぶもののうち，次のパンデミックの際に役立つようなものを特定する」だとしましょう．具体的な学習成果には，ウイルス感染経路（飛沫感染，接触感染等），感染を最小限にする方法（ソーシャルディスタンス，マスク，手洗い），経済・国際貿易・移民への影響についての知識等が含まれてくるでしょう．教員は，これらの要因間のつながりについてはっきりと示すべきです．それは，直接的つながり（国際貿易の分裂はいかに経済を混乱させたのか等）においても，間接的つながり（国際貿易の混乱はひっ迫する経済を経て移民に対する態度にどう影響したか等）においても同様です．教員は，授業をデザインする立場から，学生に寄り添って学生の視点に立ち，授業の部分部分を学生がどのように連合できるのかを考慮すべきです．先ほどの例でいえば，「洗濯」というタイトルを与えられずに自分で考えるよう突き離された学生ではなく，ラベルを与えられた学生になってほしいですよね．

　アクティブラーニング演習も，連合の原則によってデザインすることができます．包括的な学習目標および中心的事実・概念に最も近い題材でスタートしましょう．それにより，後出の内容を学生が結びつけやすくなる（つまり連合しやすくなる）のです．詳細な説明に入る前に，まず基礎的な概念に関する演習活動に時間を十分かけたいところです．もし，学生の基礎的理解が不安定だと，そこに積み上げていくことは困難だからです．どこからスタートするか（つまり最初の基礎は何か）は，学生が既に知っていることが何かによります．学期のはじめに，学生の背景知識をある程度把握しておく学力テスト等をしておくのもよいでしょう．

2 間隔をおいた練習と多様な文脈

　効果的な連合学習を行う方法の一つは，間隔をおいて練習させることです．壁を塗ったことのある人なら，すぐに「薄く 2 度塗る方が厚く 1 度塗るよりよい」という

古いことわざの真意がわかるでしょう．学習においても同じことがいえます．以前習った情報を授業で繰り返し使うよう言われると，学生はより効果的に学習できるのです[52]．

　間隔をおいた練習がある程度効果的なのは，同じ題材に対して異なる文脈を結びつけさせることにより，後でその題材を思い出すために，より多くの手がかりを与えてくれるからです．その役割を鮮明に示す例を挙げましょう[53]．研究者たちは，参加者が岸に座っている時か，スキューバダイビングの装備をして水深 20 フィートにいる時に，単語を学習させました．そして岸に座っている時か，水中にいる時に，単語の記憶テストをしたのです．すべての組み合わせを調べました．つまり，「陸で覚えて陸でテスト」「陸で覚えて水中でテスト」「水中で覚えて陸でテスト」「水中で覚えて水中でテスト」というすべての組み合わせです．結果はドラマチックなものでした．覚えた時と思い出した時の場所が同じだった時（両方陸，あるいは両方水中）は，場所が異なる時に比べて，約 50％多く単語を思い出せたのです．学習とテストの環境が異なる時には，あまり思い出せませんでした．

　何が起こっているのでしょうか？　記憶から何かを思い出そうとする時，われわれはその情報がどこにあるのかを見つけるために手がかりを使います（これが，前述した新しく出会った人の名前を覚える方法の鍵です）．何かを学ぶ時，それを学んだ場所という文脈と結びつけるのです．この文脈とは，陸か水中といった自分の周りの物理的な環境だけを含むのではありません．自分自身の身体や感情の状態，最近考えていたこと，願いや期待等の要因も含みます．そして，これらの要因を学習していることと結びつけるので，結びつけた情報（これが想起を促す手がかりになります）が目の前にあると，後で記憶から情報を探すことが楽になるのです．

　陸／水中研究は，学習した題材と関連づけられた文脈が一つだけの場合に何が起こるのかを実証しています．間隔をおいた練習の目標は，この研究で示されたような状況を避けることにあります．その情報を学んだ状況だけでなく，さまざまな状況で情報を思い出せるようにするのです．

　間隔をおいた練習に学生を専念させる最も簡単な方法は，毎回授業の終わりに小テストを出すことです．5つか6つの質問で，そのうち1つか2つはもっと前の授業で出てきたものがランダムに含まれるものがよいでしょう．それによって，前に扱った学習目標に注意を向けさせることができます．前に習ったものを繰り返し何度も思い出すことにより，後で思い出す時に使えるような新たなリンクを，学生は作ることができるわけです．

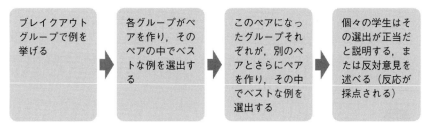

図5.1　選別プロセス

　意図的にさまざまな異なる文脈で学ばせることで，間隔をおいた練習の効果をさらにアップさせることができます．後で記憶の貯蔵から情報を探るのに使えるリンクをもっとたくさん作り出すことができます．複数の文脈を作り出す方法の一つは簡単です．同じ題材を扱う別のアクティブラーニング演習に，学生を参加させるのです．この演習はあまり長くする必要はありませんが，明らかに違うものを使用する必要があります（第 10 章でさまざまなパターンを紹介します）．前に習った題材を新しい題材と結びつけて扱うのもよいでしょう．この方法は，特に STEM 分野で行うのが簡単です．この分野では，新しい題材は以前習った題材の上に成り立つことがはっきりしているからです．

　文脈的手がかりを与えるもう一つの方法は，情動を呼び起こすことです．情動を伴う記憶は，後で思い出しやすい形で情報を結びつけるからです[54]．ここでそのやり方の一例を紹介しましょう．ブレイクアウトグループ後の報告会で，必要最低限のケースについて議論できるように，学生の反応を選別していく方法です．選別するプロセスを**図 5.1** に示します．

1. これから学ぶ題材が，幸せ等のポジティブな情動を生むような状況を思い浮かべるよう学生に伝え，それから練習を繰り返します．今度は罪悪感等のネガティブな情動を生むような状況を思い浮かべながら練習を繰り返します．
2. 次に，学生にやる気を起こさせるため，各グループを他のグループとペアにして，ポジティブな情動を起こすベスト例，ネガティブな情動を起こすベスト例を選出させます．これはオンラインで簡単にできます．
3. 次に，この大きなグループのうちの 1 つを別の大きなグループとペアにして，同じことをさせます．このプロセスによって，例の数が絞られてきます．ブレイクアウトグループが終わったら，残った例をクラス全体に示して，その中のベストなものいくつかに投票させます．
4. 最後に，学生がちゃんと課題に取り組んでいたかどうか確かめるために，なぜ評価の高かった例はよかったのか，あるいは，なぜ投票結果に賛成できないかを示

す「反対意見」を書くように言います．これらの評価を採点します．

しかしながら，この方法で使うのはごくマイルドな情動にしておくことをおすすめします．なぜなら，さまざまな研究報告がありますが，強いネガティブな情動は実際に学習を妨げるという証拠も上がっているからです[55]．

❸ 例を整理する

連合の原則は，学生が覚えた情報をどのように整理すべきか，既に知っていることに新たな情報をどのように統合すべきか，そして後で情報にアクセスしやすくなるようにどのように検索の手がかりを結びつけるべきかということに関係します．したがって，学生が題材を理解するために助けとなることが，連合の原則の重要な役割なのです．具体的には，例を挙げることによって，抽象的な題材を理解しやすく，記憶に残りやすいものにすることができます．しかし，例を示すだけでは不十分で，共通点を示すことにより，例を結びつける必要があります．この状況は，前に示した「洗濯」の例にちょっと似ています．原則がなかったら，例はバラバラで無関連なものとなってしまいます．

この練習をひっくり返してもよいでしょう．複数の事例や，他の資料（観察，事実，概念等）と結びつけている原則を示す代わりに，バラバラになっている例や他の題材を見せ，それらの結合関係を明瞭に構成するよう，学生に指示します．そして，どうしてそのような結合関係にしたかの根拠を説明させるのです．ここで説明してきたようなアクティブラーニングによって，学生は関連情報を深く処理することに専念することになり，それによって学習の関連づけは強化されるでしょう．

学生が適切なリンクを外に拡張できるように，いろいろな方法でアクティブラーニングを使うことができます．たとえば，物語を作らせることによって，拡張リンクを作り出し，使わせることができます．例として，第１次世界大戦前の米国 対 独国の経済について学ばせたいとしましょう．何人かの学生グループに，貿易取引に携わる２つの企業（それぞれの国に１つずつ）に関する物語を作らせます．経済の仕組みの重要な違いを明示するために，物語を作らせるわけです．そして，２つの国の重要な特徴とその物語をうまく関連づけられたかどうかを評価するルーブリックを使って，学生たちはグループ間で互いの物語を評価し合います．

この学習原則を活かす鍵は，達成させたい学習目標が何なのかを前もってしっかり決めておくことです．そして，どんなリンクの貼り方が題材を組織的に構成し，効率的に記憶に留め，後でそれを思い出す時に有効な手がかりとなるのかを考えておくことです．

第 6 章

原則④
二重符号化

　絵を単語にすると本当に 1,000 語分にあたるのでしょうか？　おそらく，それは絵と単語による，というのが答えでしょう．どのような場合でも，学習，およびそれに続く記憶は，絵を単独で提示するだけでは定着しませんが，絵と単語を組み合わせて提示した場合に，よりよく定着するのです．このことが正しいと考える理由はいくつかあるのですが，興味深い理由として，脳が視覚的情報と言語的情報を異なる部位で処理しているというものがあります．そして，入力を処理する脳の部位は，記憶を貯蔵する部位であることが多いのです．したがって，学生が絵と単語の両方を使って学習すると，情報を蓄える際に，脳は 2 つの機会（一つは視覚的，もう一つは言語的）を持つことになるのです．

　二重符号化の原則とは，「単語とイメージの両方が提示されると，学習はより効果的になる」ということを指しています[56]．二重符号化は，単語とイメージという 2 つの符号を使うことでその威力が発揮されます．イメージは視覚的なもの，聴覚的なもの，あるいは他のモダリティのものでも構いません．したがって，講義も単語と図やビデオ・デモンストレーションを組み合わせることで，より効果的になります．しかし，それ以上に学生に 2 種類の符号（単語，イメージ）を使わせることによって，アクティブラーニング演習はより一層効果的になるのです．

　アクティブラーニングの際に，この原則を利用する最も単純な方法は，学生にこれから学ぶべき知識やスキルはどのようなものであるかを図式化させることでしょう．あるいはインターネットを使って，教えられたことを適切に示す絵を探すように言うのもよいでしょう．それには絵を適切に配置する必要があるかもしれません．特に，時間とともに変化するような出来事を教える場合には，これが必要です．

　この演習は，二重符号化という知見を最大限に活かすものです．時間的にも空間的にも互いに近い時，単語とイメージの組み合わせは最大限の力を発揮します[57]．しかも，適切なイメージを探すようにするだけでも学習の助けになります．学生は単にその単語とイメージを覚えるだけでなく，候補となり得るイメージを探し，それがよ

いイメージかどうかを決定しようとします．これが，深い処理を導き，学習を助けるのです．

アクティブラーニング演習をデザインする時は，学生を互いに交流させることが大事です．交流することによって，学習対象に対してより注意深くなり，成績を上げようという動機づけにつながります．仲間を失望させたり，仲間の前でかっこ悪い思いをしたりしたくないでしょうから．学生をペアにして適切なイメージを探すように指示するには，オンラインプラットフォーム（Google Meet，Webex，またはZoom）を使えば簡単にできます．続いて，各ペアを他のペアと一つにし（計4人のグループ），他のペアが作成したイメージを評価するように言います（順番に役割を交代して行います）．評価する際には，対象としている知識やスキルをうまく表したイメージになっているかどうかというところに焦点を当てて行います．評価にはまた，学生がよりよい表現を見つけるのを促す役割もあります．2組のペアは競争関係にある必要はなく，むしろ互いに助け合ってよいのです．前にも言いましたが，学生の最終成績を出す時は，通常の成績のつけ方で構いません．「協働学習」テクニックにはさまざまなものがありますが，いずれも学生全員を等しくよりよい方向へと導くことを保証するものです．たとえば，両方のペアが一定の点数を超える場合には，ボーナス得点を与えることも可能です．そしてそれは，学生が学習する際に，互いに協力し合うことへの動機づけになるのです[58]．

❶ 概念を図で示す

二重符号化の原則には，学生に特定の知識やスキルを図示させる以上のことが含まれていて，それよりずっと広いものです．たとえば，この原則を引き出すためには，一つのテーマに関する知識とスキルを系統立てて表すマインドマップを作らせ，二重符号化の原則と連合の原則を組み合わせるという方法があります[59]．マインドマップとは，アイディアを並べて，それらがどのような関係にあるのかを視覚的に示す方法です．地下鉄のハブアンドスポーク（中央駅とそこから枝分かれするさまざまな路線）と同じようなものと考えればよいでしょう．つまり，中央駅（中心となる知識やスキル）があり，それが小さな複数の駅（関連する知識やスキル）につながったものです．そして各枝は，特定の目的地（特定の知識やスキル）へと伸びていきます．異なるタイプの題材を符号化するのに色を変えてもよいですし，そこに名前や記号を入れてもよいでしょう．各駅をつなぐ路線にラベルをつけて，知識やスキルがどのように関係しているかを示すこともできます[60]．

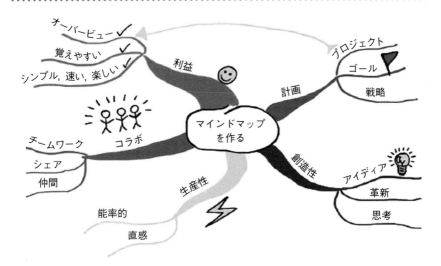

図6.1　マインドマップの一例

図6.2　マインドマップを作る

　図6.1 にマインドマップの概念を説明するマインドマップ[61] の例を示します！
　本書で示している5つの原則を学生に教えるとしたら，マインドマップがどのように使えるのかを考えてみましょう．まず学生をブレイクアウトグループに分けます．そして，各原則の特徴とベストな応用例を示すマインドマップを作るように指示します．作り方の手順を図6.2 に示します．

1. まず，ハブ（中央）を何にするべきかを話し合います．つまり，知識やスキルの構成要素の中心となるものは何なのかについて話し合うのです．この例の場合，ハブになるのは学習科学です．

2. 次に，主枝（太い枝）を何にするか，つまりハブから放射状に伸びる枝を何にするかを話し合います．5つの各原則に枝が1つずつあるはずです．

3. 主枝を決めたら，その後に第2の枝，第3の枝を決めます．ここでは，たとえば各原則の鍵になるような特徴や，理解を深めるのにちょうどよい文脈を示します．また，原則同士が一緒に働くと一層効果を発揮するような，原則から他の原則へ

直接リンクすることもあるでしょうから，それも示します．

4. 関連する考えや特徴それぞれを示すノードと，それらを結びつける枝からなるダイアグラムを作成します．学生は，それぞれの考えを表す覚えやすいイメージ（たとえば，学習科学の中心的考えは脳の絵で示す等）を考えるだけでなく，それに名前をつける，つまり二重符号化の原則に立って簡単に言語化（ラベルづけ）する必要があります．単語とイメージの組み合わせはとても強力なのです．イメージは学生が撮った写真でも，自分が描いた絵でも，またはネットで見つけたイメージでも構いません．繰り返しになりますが，このような演習は深い処理を伴い，学習効果を高めます．読者は，本書に関するマインドマップを見てみたいと考えているかもしれませんが，アクティブラーニングの精神からいくと，自分でマインドマップを作ることをおすすめします！

本書で使われているフローチャートは，二重符号化の原則を図式的に解説していることに注意してください．フローチャートは文を補うだけでなく，チャート自体が図的な要素（箱と矢印）と文を組み合わせています．見せて伝えることを目指しているのです．

ウェブ上のさまざまなアプリが使えるので，学生はそれを用いてマインドマップを作成することができます[62]．もし，ブレイクアウトグループがウェブ会議プラットフォームを使っているなら，学生は別のタブでマインドマップアプリを開き，グループのメンバーと画像を共有することができます．そのため，グループ全体としてチャートの作成に取りかかれるのです．別の方法として，共有のホワイトボードを使ったり，図を描き込めるツールを使って共同でイラストを作成したりするやり方もあります．

② チャート，グラフ，ダイアグラムを使う

マインドマップは，チャートの中でも特別なタイプのものです．一般に，チャートは質的な情報を組織化し，要素間の関係を明確にします．そのため，チャートでは対象を示すボックスや図形，絵，あるいは単語をつなぐのにさえ，線や矢印を使います．物体や組織や出来事の構造について学ぶ場合，学生にチャートを作らせるのもよいでしょう．チャートを作るにあたっては，さまざまなアプリが用意されているので，オンライン学習中に別のタブにアクセスすればよいのです．教える内容によっては，別の種類のチャートをアクティブラーニング演習に使うこともできるので，学生は学習中に絵と単語の両方を使うようになります．

　一連の出来事が時間とともにどのように展開していくのかを示すのに，チャートは最適です．たとえば，見慣れたフローチャートを使って，物理的な過程，一組の社会的相互行為，別々のフェーズからなる出来事（一連のブレイクアウトグループもそうです！）等，何でも図式化できます．このようなチャートを作らせることで，学生は対象の関係性について明確に考えるようになるだけでなく，言語的記述としても図式としても思い出せるようになるのです．

　別の種類のチャートを使えば，対象がどのような階層構造になっているのかを示すこともできます．たとえば，組織の構造について教員が講義している場合，階層「ツリー」チャートを使えば，誰が誰に報告するのかを見事に図式化できます．階層の各レベルで，ネット等を使ってちょうどよい図式をみつけるよう学生に言うと，チャートはさらに記憶に残りやすくなるでしょう．たとえば，連邦政府の構造について教えているとしたら，中心となる建物や各階層に関わる人々（現在あるいは歴史上の）の写真を配置するように指示します．

　二重符号化の原則は，学生にダイアグラムを描かせることでも引き出せます．ダイアグラムとは，対象や出来事を抽象化した絵です．一般に対象の最も重要なところのみを示すもので，詳細部分（写真でわかるような表面・色・テクスチャー等）については触れません．ダイアグラムを構成するパーツは，描写したい対象のパーツを言葉で示したものですが，情報を構成するのに矢印等の記号や絵，単語を使います．もし，IKEA で買った組み立て式の家具やトレーニング用の自転車，あるいは模型飛行機キットを組み立てたことがあるなら，そのダイアグラムを既に持っていたことになります．ダイアグラムが本来の便利さを発揮できていなかったとしたら，それは部分を明瞭に示せていないか（部分が小さすぎる等），あるいは各部分をどのように組み合わせるかが明瞭に示されていない（矢印が正確に部分をつないでいない等）ことが原因でしょう．

　もし量的な関係について教えているなら，学生にグラフを描かせたり，評価させたりすることにより，二重符号化の原則を引き出すこともできます．ここでもまた，オンラインで簡単にできるさまざまなアプリがあります．チャートやダイアグラムが対象の質的な関係を表現するのに対して，グラフは量的な関係（計測された量の間の関係）を表します．どの場合も，グラフは「より多いものは，より多く」の規則に従っています．つまり，棒グラフのバーが高いほど線の位置が高くなること，円グラフのパイが大きいほど量が多いことを示します[63]．

　多くの学生にとって，グラフを理解したり描いたりすることは驚くほど難しいようです．たとえば，スタンフォード大学の学生に**図 6.3** に示すような単純線グラフを見

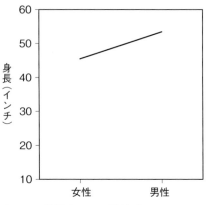

図6.3　学部生に示す単純グラフ

せた研究があります．このグラフは男性と女性の身長を比較したものです．グラフを解釈するように言うと，学生の12%は「男性であるほど背が高い」と述べました[64]．信じ難いグラフだという人もいて，「グラフが悪い」等と説明しようとします．たとえば，このような線グラフはX軸に沿って連続変化量がある場合に使うべきであるという主張も可能です．この場合，学生がいう連続量という仮定🔵には意味があります．一方，線グラフは線分の傾きによって差を示したい時にも使うべきであるという主張があります．線グラフで示すことによって，見る人が2つのバーをつなぐ描かれていない線を想像しなくてすむからです．いずれにしても，このようなグラフは実際に使われていて，学生は読み方を知っておくべきなのですが，知らない場合が多いです[65]．ですから，学生は当然チャートやグラフを本当に理解しているだろう，と考えるのは間違いです．むしろ，二重符号化の原理の利点を深い処理の原則と組み合わせて，グラフに何が示されているかを，学生に問えばよいのです．必要に応じて訂正もできます．そのようにして，視覚・言語情報の両方を処理することにより，学生の学びは深まります．

❸ 図式を視覚化する

　最後になりますが，二重符号化の原則は学生に絵を見せなくても使えます．「心の目」で見える心的な絵を作り出し，視覚化することで，「自分自身の絵を頭の中に描きなさい」と言うのです．第3章で取り上げた，筆者が気に入っている認知心理学実験🔵を思い出してください．研究者は，実験参加者に一連の単語ペアを提示して，その単語を頭の中で音声化するか，または，その提示された物品名と関連するものを視覚化するように指示しました（「牛と木」のペアでは，牛が木に体をこすりつけて

いる様子を視覚化しましたね）．その後の記憶テストでは，視覚化して覚えた時の単語ペア数は，音声化した時の2倍だったと報告しています．また，深い処理が行われた程度の差が，成績に反映したことを強調しました．さらに，学生が何を覚えているかは，どの情報（音 vs 意味）が深く処理されたのかに依存することを見てきました．第3章で言及しなかったのは，一つ以上の情報を深く処理するように学生を誘導することも可能であるということです．これによって学習はさらに伸びます．実験では，イメージを作るのに名前（対象を理解し，対応する視覚的記憶を探るため）と以前から貯蔵してあった視覚的情報自体との両方を処理する必要がありました．そうすることで，実験参加者はそのペアの2種類の新しい記憶を作り出していたのです．つまり，一つは言語的なもの（名前そのもの），もう一つは視覚的なもの（作り出した心的イメージの中に，その名前をつけた対象がどう「現れた」か）です．この二種類の情報を深く処理することにより，記憶は著しく向上できるのです．

　多くの研究から，具象語（車，木，本等の物品名）の方が，抽象語（真実，美，統合のような概念や考え）よりも，よく覚えられることがわかっています．このことは，具象語を提示されると人は自動的に対象を視覚化しますが，抽象語ではそのようなことが起こらないことを示しています．したがって，視覚的情報が加わることによって，具象語をよりよく再生できるわけです[66]．

　二重符号化の原則は，心的イメージのさらに先の事象にも拡張して使えます．この原則は実のところ，見せて語ることと同じなのです．物事というのはさまざまな方法で示すことができます．たとえば，デモンストレーションとか（科学ではよくあります），人にある特定の動きをさせるとか（それによって運動学的なフィードバックが得られますが，それはまた別の種類の知覚です），あるいは単にある出来事を人に目撃させるとかです．言語と知覚（視覚，聴覚等）の両方に関わるものなら，何でも学習の効果を上げるのです．

　オンライン学習中に視覚的・聴覚的イメージを使うことによって，この原則は簡単に組み込むことができます．ライブ形式でもオンデマンド形式でも大丈夫です．ポイントは，単に見せて語ることです．学習サンドイッチの3つの段階，つまり，講義段階，アクティブラーニング段階，報告段階のそれぞれにおいて，何が継続的に示されているのかを図解することができます．そして，深い処理を引き出すために使われる時，この原則は特に威力を発揮します．それは学生が図を能動的に探しに行ったり，作り出したり，または心的イメージを思い浮かべたりする必要がある時等に起こるのです．

　まとめると，アクティブラーニング演習に二重符号化の原則を利用するべきです．

それによって学生は創造的になり，また言語情報・知覚情報の両方に注意を向けて使うようになります．

─第7章─

原則⑤

意識的訓練

　筆者は，フランスで教えるという仕事を受けてから，夢中でフランス語の話し方を習いました．ほどなくして，聞こえたことのわずかな違いを感じ取ることが苦手であることに気づきました．そのため，発音を学習するのが大変だったのです．そこで，家庭教師をしてくれるというネイティブスピーカーをみつけてきました．そして，ある簡単なテクニックを使うことによって，発音が苦手だという問題を（ほぼ）解決することができたのです．筆者は，フランス語で単語やフレーズを発音し，家庭教師は筆者と同じ言葉を正しいアクセントで繰り返し発音しました．筆者はそれをとても注意深く聞き，また発音しました．その時，最初に自分が言ったことと，その後家庭教師が言ったこととの差を小さくするように心がけました．同じ単語について，このプロセスをしばしば数回繰り返しました．少しうんざりすることもありましたが，発音は改善しました．そして，いよいよ新しい職に就く頃には，フランス語が（ほぼ）通じるようになっていたのです．

　この学習法は，意識的訓練の原則を利用しています．これは「フィードバックに注意を向け，それを知識や次の行動のアップデートに使うことで学習は強化される」という原則です．学生はまず，何らかの行動で自分の知識を示します．次に，正しい行動について，特定のフィードバックを受けます．それから，最初の自分の行動と修正された行動の違いに注意を向け，その次の行動を改善するために，最終的に自分の知識をアップデートするのです[67]．その間ずっと，学習する題材について，学生は深い処理を続けることになります．

　決定的に重要なのは，フィードバックは特定の行動に向けたものであること，具体的であること，行動の直後に与えなければならないということです．フィードバックは，改善されなければならないのが何なのかを正確に特定し，どうすれば改善されるのかを示すものでなければなりません[68]．単に「かなりいいね」等と言うだけでは効果がないのです．これだけでは，自分がやったことのどの側面がよく，どの側面が悪いのかについて，学生は何もわからないからです（これは，初期のスター・ウオーズ撮影中のエピソードを想起させます．ある部分の撮影の後に，監督が役者に「もう

一度やって，さっきよりはうまくやってね」と告げました．これは役者にとってあまり役に立つものではなかったのです）．肝心なのは，フィードバックは人間の過ちを指摘するべきものではなく，改善に必要なことに焦点を当てるべきものだということです．

① このプロセスを解体してみよう（図7.1）

1. 最初に，学生は何らかの方法で知識を示します．先ほどのフランス語学習の例でいうと，筆者が行ったことはいつも単語を言うことでした．この原則は学生の知識やスキルのどんな側面にも応用できます．ゴルフのスウィングでもよいし，コンピュータのコードを書くことでも，スピーチをすることでもよいのです．

2. 次のステップはフィードバックを受けることです．この典型的なものは，学生がやろうとしていることに対する正しい（または学生よりは遥かによい）答えを提示することです．ネイティブスピーカーがその単語を発音する，プロのコーチがゴルフのスウィングを見せる等がそれに当たります．しかし，フィードバックは行動全体の正解ではないこともあります．学生が改善すべき点を見つけやすいように，特に誤りに焦点を当てる場合もあるのです．筆者のフランス語教師は，単語を繰り返し提示するのではなく，私が正しく発音できなかった「r」の音だけを集中的に繰り返していたようでした．

3. 大切な点ですが，学生は正しい行動に細心の注意を払い，自分がやったことと，やるべきだったこととの違いに気づく必要があります．

4. 最後に，その違いを観察することから，自分がすべきことに関する考えをアップデートしなければなりません．これがその先のパフォーマンスに影響を与えます．

　意識的訓練は，意識的でない訓練とは全く対照的なものです．意識的でない訓練とは，ただ何かを繰り返すことだけで改善を望むやり方です．これは全く効果的ではありません．意識的訓練では，学習の各ステップで十分な注意を払い，自分のしていることを意識的に考え直す必要があります．これは難しいことです．学生は最初の自分

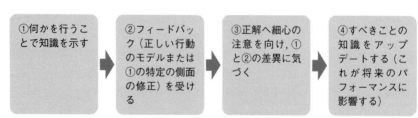

図7.1　意識的訓練のステップ

のパフォーマンスや，フィードバック，それらの違いを覚えておいて，次のパフォーマンスを調整しなくてはならないのですから[69]．

　意識的訓練を最も効果的に行う方法は，快適なゾーンからその外へと冒険することです．自ら一歩踏み出し，何か難しいと感じることを行い，改善するために何度も何度も挑戦し続けることが必要なのです．意識的訓練では，学生は改善すべき点におもに（またはそれのみに）集中します．これはわずらわしいことかもしれません．なぜなら，学習するに従って常に失敗し続けることになるからです．先ほどのフランス語の例でいうと，既に明確に発音できていた単語を繰り返し発音することはなく，発音するのが難しい単語だけに集中しました．それによってやる気が失せたかもしれません．実際，意識的訓練というのは，学生に失敗させて，それを後から修正させるものです[70]．学生の手が届かないほど外に踏み出してしまう（つまり難しすぎる）と，うまく機能しません．繰り返しますが，新しい題材は学生が退屈してしまうほどやさしいものでも，イライラしてしまうような難しいものでもよくないのです．最適なところ[71]を狙わなくてはなりません．

　問題なのは，最適な範囲が人によってさまざまであるということです．ブレイクアウトグループで意識的訓練を行う場合には，以下の通り，比較的同等の能力がある学生を1つのグループにすることをおすすめします．もし，さまざまな能力レベルの学生を1グループにしてしまうと，他の学生には難しくない課題でも，ある学生にとっては難しいものになる恐れがあります．そうなると，その学生は問題なく正解できる学生の前で失敗するのを恐れて，その状況に踏み込むことをためらってしまうかもしれません．

❷　選択的に注意を払う

　意識的訓練を効果的に行うには，学習しようとしている側面に注意を向けなくてはなりません．これを支援するのが教員の役割の一つです．訓練を続けることで，やがて学生は何に注意を払うべきかを学習し，教員の助けなく自律的に，学習に関連したことに注意を向けられるようになるでしょう．たとえば，耳のトレーニングでは，音色（音の「色」や「テクスチャー」に相当するもので，同じ音でもピアノとオルガンでは音色が違います）ではなく，ピッチ（C, E 等の音程）に注意を払う必要があります．フランス語の発音を学んでいた時の例でいうと，「r」という特定の音と母音との違いに注意を払う必要がありました．

　学習しているものの中から適切な側面に注意を向けさせる方法の一つは「インター

リービング学習（間にはさむ学習）」です．研究者らによると，同じ一般カテゴリーから取り出した異なる事例を混ぜ合わせて学習する方が，すべての事例をブロックに分けて学習する「ブロック学習（集中学習）」に比べて，よい学習法だというのです[72]．たとえば，特定の画家の作品を同定することを教えるのが目的の場合，画家ごとに別々に教えるより，目的の画家とそれ以外の画家（たとえば Braque, Seurat, Wexler 等）の作品を混ぜて勉強した方がよいのです．ちなみに，参加者に聞いてみたところ，画家を混ぜて勉強する方が，一人ひとりの画家について勉強するよりも効果が低いと思っていたそうです．これは研究結果とは逆でした．ここでもまた，人がどう学習するのがベストなのかということに関する直感は当てにならない，気をつけなくてはならない，といえます．混ぜ合わせることによって，学生はその事例同士を対比し比較します．それが，ある画家のスタイルと他の画家のスタイルを分ける特徴の学習につながるのです[73]．他のものを間にはさむことによって，意識的訓練をする際，何に注意を向けるべきなのかを学生に再認識させることができます．

　しかし，一言注意を添えておきます．インターリービング学習がブロック学習よりよいというのは，必要な区別ができる程度に，カテゴリーそれぞれについて十分知識が身についている場合です．たとえば，外国語の発音をはじめて習う時には，異なる発音の単語を混ぜるより，同じ発音の単語を一緒に学習した方がよいことがわかっています[74]．学習を始めて間もない時に問題となるのは，初めて聞く母音と子音がどうなっているのかをまず把握することです．それは音を区別するための必要条件です．カテゴリー間の区別をするのに，学生が何に注意すべきかわからない場合には，インターリービング学習は混乱を招くだけです．

　インターリービング学習は，一般的なテクニックの特殊な例で，対象同士を比較対照させるものです．ポイントは，学習すべき対象のモデル（正しい行動，事実，概念，イメージ，手続き等）を持っていること，そして，そのモデルを他の複数の例と比較対照することです．この時，比較対照する例は異なる点が１つだけでなくてはなりません．モデルと，それに似たものの違いに気づくことにより，学生はどこに注意を向けたら自分の知識や行動が改良されるのかを学ぶのです[75]．たとえば，学生にスペイン語の発音を適切に学ばせたいとしましょう．その際，一組の正しく発音された単語と誤って発音された単語を学生に聞かせ，学生はどちらが正しい発音かを見極めることが求められます．ここでのポイントは，誤っている発音と正しい発音との差を最小にすることです．この手続きをとることによって，学生は発音すべき音に敏感になっていくのです．異なる画家のスタイルについて教える話に戻ると，本物の作品とそれとは微妙に違う作品をペアにし，学生にどちらが本物でどちらが贋作かを選ばせ，そしてフィードバックを与えます．これによって，学生は弁別に必要な特徴に注

意を払えるようになるのです．実際に，ある美術館ではオリジナル作品と贋作をペアにして展示しました[76]！

　意識的訓練において，注意を向ける対象を学ぶもう一つのテクニックに，シェイピング法があります[77]．シェイピング法は，まず非常に広い範囲を区別することから始め，学生がそれをマスターするまでフィードバックを与え続けます．その後に対象を絞り込み，判断の正確さが適切なレベルに達するまで繰り返します．たとえば，聴覚トレーニングを行う場合，教員は最初，単により高いピッチと低いピッチを区別するように指示します．2つの音が1オクターブ異なるところから始めてもよいでしょう．これはとても簡単です．それから5度，3度，2度，最後に半音違う音のペアを聞かせます．

❸ 大人数での意識的訓練

　大人数を対象に意識的訓練を実施するのは容易ではありません．学生に意識的訓練をさせる従来のやり方は，一人ひとりに一名ずつのチューターやコーチがついて指導するやり方です．これは筆者のフランス語の先生がとった方法です．ゴルフのコーチや，外科専門医が研修医に行うトレーニング等も同様です．しかし，この種の個人指導は費用がかかり，また，優れたチューターがそうそういるわけでもありません．それに，専門家は自身の専門分野を教えることが上手でない場合が少なくないという問題もあります．自分が専門的知識を持っているため，初心者にとって何が難しくて何がやさしいのかの区別を忘れてしまっているのです．質の高いフィードバックをするには，チューターは専門家ならしないような誤りについても理解を示す必要があります．さらに問題なのは，専門家になるプロセス自体が別のプロセス，すなわち宣言的知識を手続き知識へと変換するプロセスを含んでいることです．ですから，専門家は自分が実際どのように考え，どのように行っているのかに気づいてさえいないかもしれないのです．よく知られている例としては，プロのドライバーは，自分が車をどうやって操作しているか等ということはわからず，「普通に運転しているだけ」というでしょう．事実，さまざまな分野の専門家が教えたり訓練したりする場合，上手に行うのに必要なことの約70%は抜け落ちてしまうという研究報告があります[78]．そのような不完全な教示が，学生の学習を妨げてしまうことは言うまでもありません[79]．

　幸いなことに，チューターは専門知識の代わりに「認知タスク分析(付録)」を使うことで，効果的な教育が可能です[80]．認知タスク分析は，人があるタスクを実行する際，その各ステップで何をする必要があるのかについて分析することです．これには

まず，タスクの根底にある特定の要素を同定してチャンキングします．それから，各要素（とそれらの関係）を特定の学習目標として扱うのです．

　大人数での意識的訓練を行う最初のステップは，学習の目標を明確に定義することです．第二のステップは，誤りを修正するのに必要な基準やモデルをもつことです．この基準やモデルを示すのは人でなくて構いません．例として，Benjamin Franklin のやり方を挙げましょう．彼は，感銘を受けた記事を勉強することで上手に書くということを学び，その数日後，今度はそれを自分の言葉で書き直しました．それから，自分が書いたものとオリジナルとを比較し，その違いを書き留めました．自らの書く能力を高めるために必要なことを特定するのに，このプロセスを使ったのです[81]．

　同様に，絵の描き方を学ぶ時には，対象物の写真を撮り，その記憶を元に描き，自分の描いた絵と写真とを比較するとよいでしょう．その違いに気をつけながら，再度描きます．だめなところが完全に修正されるまで，このプロセスを繰り返します[82]．

　多くの場合，学生は自分自身に対してフィードバックすることができます．最初は，このことがパラドックスに思えるかもしれません．何がだめなのかわかっているなら，そもそもなぜそれを修正するのに使えないのでしょうか？　実は，このことが学習に関する基礎的事実の核心部分に触れているのです．われわれは，再生できないことでも再認はできる，ということがしばしばあります．第2章で触れたように，長期記憶貯蔵庫に既に保存されていたものに合致するものを知覚（見る，聞く等）した時には，再認が起こります．すると，それが何かがわかり，関連情報にアクセスできるようになるのです．一方，再生の場合には，記憶貯蔵庫を深く探って短期記憶に取り出してくる（それによって意識されます）か，それに基づいて何かを産生します．再生と再認の決定的な違いは，再生では長期記憶貯蔵庫にある情報を掘り出さなくてはならないことです．これは，知覚したものを以前遭遇したものの記憶と単に照合するよりずっと難しいことです．

　通常，人は長期記憶に貯蔵されるモデルを持っていて，物事をどう行ったらよいのかを考えるのにそのモデルを使うことができます．この貯蔵モデルと現在の行動を比べることにより，たとえすぐに正しい行動はできなくても，何が間違っているのかには気づくこと（再認）ができるのです．非常にイライラしますよね！　だって自分ではわかっていても，なぜかそれを修正できないのですから．大事業を成し遂げた多くの人たちは，この再認に基づいてどのように自身にフィードバックしてきたのか，さらに再生・産生活動を改善するためにどのようにフィードバックを利用してきたのかについて，教えてくれました．たとえば，Winston Churchill は，力強い雄弁なスピーチで知られていますが，鏡の前でまず自分自身に向けてスピーチすることで，そ

れを洗練させたのです．同様に，プロゴルファーもトーナメントの前にはコースに出て練習するでしょう．その練習の一部として，同じホールで何回もボールを打ちます．そして何がうまく行って何がうまく行かなかったのかを比較し，両者を照らし合わせます．このプロセスによって自身の知識をアップデートし，トーナメントでショットがうまく行かない時にも，より良い成績を収めることができるのです．

　Churchill のテクニックを使うためには，いつ話が脱線したのかを認識することと，どのように修正したらよいのかを知っていることの両方が必要です．しかし，問題の修正法を知らなくても（ショットに失敗した時にはプロゴルファーも修正するでしょうけど），このプロセスには意味があります．特定の問題を修正するのに，何が必要なのかを学ばせてくれるからです．

　オンラインで必要なフィードバックを与えるわかりやすいやり方は，学生同士をペアにして，互いにフィードバックさせるというものです．もし，学生が信頼できるモデル（解答，正しい処理法，正しい事実，概念，手続き等）を使っている場合には，これはとても効果的なやり方です．Franklin を見習いましょう．まず，ある題材に対する知識を示すような作品を作るよう学生に言います．そしてモデルを使ってその作品を洗練させます．前に使った例でいうと，学生に交渉スキルをリストアップするように言い，それぞれのスキルをどう使うのがよいのかをまとめさせます．そして，ペアになっている学生同士で，互いの考えをモデル（それぞれの戦略をうまく使えるように交渉スキルをまとめたもの）と照合し，モデルとの違いについてメモするように言います．そして，アップデートされたリストと自分の記憶にある記述を述べさせます．ペアになった学生は，最初に作ったものがモデルに一致してよくなるように，一緒に作業するわけです．動機づけのために，取り上げた題材に関するテストが授業の所々でありますよ，演習の直後ではないかもしれませんよ，と事前に知らせておいてもよいでしょう．

　このアプローチによって，よくわかっていない人がわかっていない人を指導するような状況，つまりフィードバックを返せるほどの知識が学生にないという状況は避けられます．学生は「正しい」解答をすることはできませんが，最良のモデルをベースに使えば，ペアの相手がしたことと，実際すべきだったこととの違いを特定することはできるようになるのです．

　このステップをさらに一段階進めるには，各学生ペアを他の学生ペアと組み合わせ，2つのペアに互いのフィードバックをチェックさせるのがよいでしょう．この種のやり方は，ビデオ会議プラットフォームを使って行うことができます．スプレッドシートを使ってどの学生をペアにするのかを最初にあらかじめ決めておき，その後ペ

アの学生を組み合わせてさらに大きなグループにします（Zoom を使う場合は，いくつかのグループのメンバーに声をかけ，他のグループに加わるように言います）．オンデマンドで行うなら，メーリングリストを作り，学生同士で直接連絡を取り合うように伝えます．

フィードバックを確認するには，ブレイクアウトグループが終了した直後（学習サンドイッチの最後の報告会の間等）に，授業内プレゼンテーションのためのペアを何組かランダムに作っておくというのもよいアイディアでしょう．報告会に学生が注意を向けるよう，そのフィードバックに賛成かどうか，直後にアンケートをとるのもよいです．そして何人かの学生には賛成／反対だった理由を答えさせるのです．

さらに，題材によっては，意識的訓練を評価するために，他のやり方もあります．それは，リアルタイムで学生を採点し，フィードバックを与えるためのコンピュータ・プログラムを作っておくことです．明確な答えがあるような領域（代数学等）では，このやり方は功を奏します．しかし，この領域でさえ，単に「浅い学習」をさせるだけに終始するとして批判も受けています．問題は，学生に，なぜ間違ったのかについての説明をさせていないこと，そして，学生の理解の根底にあるいろいろな問題がどこから発生しているのかについての指摘ができていないことです[83]．それでも，一部の分野では，このコンピュータ・プログラムは学生の意識的訓練の評価の一部として使われています．

最後になりますが，ここまではすぐにフィードバックが得られるライブ形式授業に焦点を当てて話をしてきました．表面上，意識的訓練にはリアルタイムのライブ形式授業が必要に思われるかもしれません．確かに，学生が何かの考え，知識を示した直後にフィードバックをするのが最も効果的です．しかし，意識的訓練はオンデマンド形式授業でも行うことができるのです．

たとえば，リアルタイムで共有できる Google Doc を使えば，学生はペアを作って考えを出し合う活動と同じことができます（**図 7.2**）．

1. 学生は，題材に関する知識があることを書き記すか，または録音録画されたものを作っておきます．それができたら，教員のみがアクセス可能な LMS のような安全なサイトに提出しておきます．
2. この場合，事前に学生をペアにしておく必要はありません．この時点で掲示板や共有ドキュメントにペアの枠ができているので，学生は，自分の作成したものをアップする時に自分の名前を入れます．もしペアの枠に既に名前が一つ入っていたら，自分の名前を入れてペア枠を埋めます．まだ枠が一つも埋まっていないな

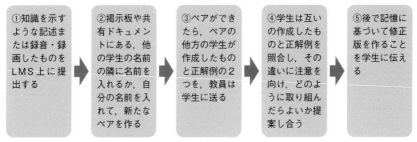

①知識を示すような記述または録音・録画したものをLMS上に提出する

②掲示板や共有ドキュメントにある，他の学生の名前の隣に名前を入れるか，自分の名前を入れて，新たなペアを作る

③ペアができたら，ペアの他方の学生が作成したものと正解例の2つを，教員は学生に送る

④学生は互いの作成したものと正解例を照合し，その違いに注意を向け，どのように取り組んだらよいか提案し合う

⑤後で記憶に基づいて修正版を作ることを学生に伝える

図7.2　オンデマンド形式の意識的訓練

　ら，自分がペアの最初の1人として枠を埋め，ペアを開始したらよいのです．

3. ペアができたら，教員はペアのもう1人が作成したものと正解例を学生に送ります．

4. 学生は，互いの作成したものを正解例と照らし合わせ，正解例との違いに注意を向け，どのように取り組むかを提案します．これらすべては，記述させてもよいし，もう1人の学生がアクセスできるようビデオクリップとしてアップしてもよいです．

5. 最後に，後日試験監督のもとで，記憶をもとに修正されたものを作ってもらうことを学生に伝えます．

　前述のように，このステップをさらに一歩進めるには，各ペアを他のペアと組み合わせ，2つのペア同士で互いのフィードバックをチェックし合うのがよいでしょう．

　第1章で触れたように，このアプローチの別のやり方としては，オンラインでビデオチャットできる日時を書き込む方法があります．この場合は，日時の都合が合う相手をペアの相手に選んでもよいし，日時に合わせて教員が学生を割り当て，そのようにグループを作るようメールで伝えてもよいのです．これは，オンデマンド形式で作成し，ライブ形式でフィードバックを行うというハイブリッドモデルで，設定はオンデマンド形式で行います．

　ここで紹介した方法は，学生の知識やスキルを高めるために，学生を長期的に支えるものです．たとえば，レポートを書く場合等，何度も書き直すことが必要で，学生はその度にフィードバックを受けられるのが理想的です．しかし，残念ながら，そんなにフィードバックする時間が教員には滅多にありません．ここで解説したフィードバックの方法を使って，作成したものに何度も繰り返し作業をすることによって，そしてその度にフィードバックを受けることによって，学生はよりよい学習ができるでしょう．

　意識的訓練は，とても強力な学習原則であることが示されました．そしてこれはオンラインで行うことができます．実際，多くのテクニック，たとえば最初のペアからさらに大きいペアを作る等の作業は，オンラインで簡単にできるものです．従来の方法では時間がかかり大変です．また，学生にフィードバックを与え，学習成果物を提出したすぐ後にそれを修正する機会を学生に与えることで，意識的訓練は大人数で行うこともできます．

―第8章―

原則の組み合わせ

　学習科学によって，われわれは脳がどのように学習するのかということを考慮した授業活動をデザインすることができます．前章までみてきた原則は，一般に異なる脳システムの活動を反映しています．実際，二重符号化の原則は，言語と知覚に別々の脳システムが関わることを利用していて，学び方にも2つの方法があることを示しています．この考えをさらに一段進めて，異なる原則すべてを組み合わせて使う方法を考えてみましょう．

　「ICAP 仮説^{付録}」はとりわけよく練られたもので，学習原則の組み合わせを使った経験的裏づけのある方法です[84]．ここでキーとなるのは，4つのモード（① Interactive；インタラクティブ，② Constructivist；構成主義，③ Active；アクティブ，④ Passive；受動的）をシフトすることによって，学生が次第に課題に集中するようになるという考えです（表8.1）．この仮説は，特に，①インタラクティブな活動（たとえば，質問に答えたり，他の人が言ったことに対して意見を述べたりするといった，従来とは異なるタイプの対話等）によって，学習効果は最大に発揮できるとしています．①の活動には，深い処理，連合の形成，チャンキング（複数パートからなる質問，複雑なトピック等を扱う場合），意識的訓練（学生が修正フィードバックを受ける場合），二重符号化（聴覚/視覚の支援がある場合）も関わってきます．このインタラクティブ・モードほどではありませんが，②構成主義的な活動（問題に対する答えを自分の言葉で説明し，必要に応じて推論を加え，マインドマップを描く等）でも，原則の組み合わせを効果的に利用しています．構成主義的な活動よりは効果が低

表 8.1　ICAP 仮説

モード		例
①インタラクティブ	Interactive	質問に答える，意見を述べる，対話
②構成主義	Constructivist	自分の言葉で説明，マインドマップ
③アクティブ（能動的）	Active	化学実験
④パッシブ（受動的）	Passive	聴講

（日本語版で追加）

いですが，③アクティブな処理をするだけの活動（標準的な化学実験の授業で化学物質を混ぜる等）でも，特に深い処理と連合の形成が誘導されるような時にはよい学習ができます．最後に，これら3つのモードはすべて，④受動的な処理（ノートをとることなく講義を聞く等）よりは優れています．

この仮説は，④→③→②→①と，よりチャレンジングなモードになればなるほど，学生はますますよく学ぶとしており，これは現在の視点からも理にかなっています．つまり，よりチャレンジングなモードで学習すると，心的処理が深くなるだけでなく，新しい関係性を引き出して確立したり，意識的訓練につながるようなフィードバックを経験したり，さまざまな効果が期待できるのです．

ICAP仮説の興味深い点は，学習過程の異なるフェーズにある学生には異なるタイプのアクティブラーニング演習が適切であろう，ということが示唆されていることです．あるトピックを学び始めたばかりの学生は，最もチャレンジングなモードに飛躍することはできないのです．これは，アクティブラーニングで使える演習の種類を，幅広く考えておく理由の一つです．

原則を組み合わせたアクティブラーニング演習の具体的な方法の一つは，記憶術テクニックです．これは記憶を増強する方法で[85]，学生が知識やスキルを学ぶために使うことができます．記憶術の古典的な例は，場所法（method of loci）です．場所法は，古代ギリシャの悲惨な出来事に由来すると言われています．盛大な宴もたけなわの頃，一人の客がメッセージを受け取るために外に呼び出されました．彼が部屋を出た直後，天井が壊れ，中にいた客は全員瓦礫の山の下に埋められてしまったのです．中にいたかもしれない客の配偶者や取税人は，中にいたのが誰なのかを知りたがりました．幸運にも助かった客が，ある単純なテクニックを使って，中にいた人が誰なのかを完全に思い出す方法を思いつきました．部屋の中の様子を視覚的にイメージして，「心の視線」をテーブルの周りに巡らせ，食事をしていた客一人ひとりが誰であるか認識したのです．

このベーシックな方法は時を経て洗練され，関連するさまざまな学習テクニック法へと進化しました．場所法は，リストや属性の集合，出来事の連続的つながり等を覚えるために，視覚性心的イメージを使う方法として知られるようになりました．研究によると，視覚イメージを用いた記憶術は，純粋に言語イメージだけを用いた場合より，一般に効果的であるとされています[86]．ここで，実際に自分でできることを試してみましょう．たとえば，自宅から職場まで，通い慣れたルートをたどってみてください．そして，ルートに沿ってあるものを10個以上挙げてみてください．角の郵便ボックス，印象的な楢の木，教会等です．その場所（これが「loci」です）さえ覚

えれば，もう準備はできています．ショッピングリスト等の一連のアイテムを覚えたい時には，心の中のルートをたどって，覚えておきたいアイテムの心的イメージを，先ほど挙げた場所に次々においていくだけで十分です．たとえば，郵便ボックスの上に食パンが 1 つ載っていて，楢の木にペーパータオルがぶらさがっていて，教会の階段に 6 本入ソーダが置いてある等のように視覚化します．そして，マーケットについてからリストを思い出すには，再び心の中のルートを最初からたどってみるのです．ただし今度は，ある場所から次へ移るたびに，先ほど自分が心的イメージの中に置いたアイテムを見るだけで大丈夫です．

　このテクニックは，さまざまな学習原則に基づく方法のため，驚くほどパワフルです．さあ，5 つの原則がどんな風に働くのかをここでみてみましょう．

　【深い処理】覚えたいものを視覚化し，それらの一つひとつをルートに沿ってあるものと結びつける方法を考えている時には，かなりの心的処理を行う必要があります．

　【チャンキング】ルートを 3 つか 4 つの場所に分けてグループ化できます．しかも，複数のルートを設定して，あるルートから別のルートへ行くことができ，それによって膨大な数のアイテムを覚えられます．

　【連合の形成】自分がよく使うルート沿いにあるものと覚えたいものとを結びつけることによって，アイテムを効果的にまとめられるだけでなく，それを記憶にしっかりと留めることができます．しかもそれだけではありません．後からそのルートをたどりなおすことによって，覚えたことを順序立てて思い出すこともできるのです．心的イメージの中の重要部分を「見ようとする」だけで，そこに置いたものが自然と「見えてくる」のです．

　【二重符号化】覚えたいものの名前を言い，それを心的イメージに統合することによって，リストを後で思い出す時に 2 つのきっかけを作ることになります．視覚と言語です．

　【意識的訓練】これをするには，最初に連続するイメージを作った後，そのイメージのリストを使って自分で自分をテストする必要があります．これは，記憶とリストが一致しているかどうかをチェックする基本的なやり方です．もし思い出せないアイテムがあったなら，特別なフィードバックを使って，もっと記憶に残るイメージを作ったり，視覚化したものをそれにふさわしい背景と関係づけたりする，よりよい方法を考えなければなりません．

記憶術というのは，単純なリストを覚える以上のことにも使える優れた方法です．たとえば，スピーチをする場合，話のポイントを正しい順に記憶する時の助けになりますし，運転免許試験の準備では，道路交通法を覚えるのに役立ちます．本がどのようなプロセスで刊行されるかを学ぶのにも役立ちます．ただし，情報を蓄えるのにも，長期記憶から取り出すのにも，一般に時間がかかります．利点としては，繰り返し使うことによって，情報に直接アクセスできるようになり，最終的にこのテクニックの助けはもはやいらなくなるということが挙げられます．

すべての記憶術は学習科学の原則の組み合わせに基づいていますが，程度は異なります．他の記憶術について次に短くまとめますので，どの原則が特によく使われているか，考えてみてください．そうです，自分自身でアクティブラーニングしてみてくださいということです！

視覚性心的イメージもまた，覚えたいものをまとめるために，簡単に使うことができます．3人の作家が同時代の人物であることを学生に学ばせたい場合には，その関係を強固にするような時代シーン，たとえば決闘する2人の人物が剣の代わりに本を持ち，3人目が審判をしているシーンをイメージさせます．このシーンは記憶にしっかりと残る連想であればよいので，おかしくても，奇妙でも，きわどいものでも構いません．

もう一つの記憶術は，これから覚えたい複数の単語のそれぞれの頭文字に基づいた略語を作ることです．よくある例は，色スペクトラムを覚えるのに多くの人が使う手です．つまり，ROY G. BIV（それぞれ Red；赤，Orange；オレンジ，Yellow；黄，Green；緑，Blue；青，Indigo；藍，Violet；紫を表す）という風に覚えるやり方です．アクティブラーニング演習では，覚えたいものに特化した覚えやすい略語の組み合わせを学生に作らせます．

他の記憶術として，覚えたい各単語の一文字目を使って文や句を作るという方法があります．たとえば私の若い頃は，惑星の順番（Mercury；水星，Venus；金星，Earth；地球，Mars；火星，Jupiter；木星，Saturn；土星，Uranus；天王星，Neptune；海王星，Pluto；冥王星）を覚えるのに，"My Very Educated Mother Just Served Us Nine Pizzas（私のとても教養ある母が，ちょうど出してくれたところです，私たちに9つのピザを）" という文を作っていました．冥王星が惑星ではなくなったことで，記憶術の文句は今や "My Very Educated Mother Just Served Us Nectarines（私のとても教養のある母が，ちょうど出してくれたところです，私たちにネクタリンを）" ですね．

他にも韻を踏むのを利用した記憶術があります．"30 days hath September, April, June and November. All the rest have 31, Fine!　February 28 except when 29（9 月，4月，6月それに11月は30日あって，2月は，29日の時をのぞいて28日で，残 りの月はみんな31日ある）"

もう皆さんはおわかりだと思います．記憶術を使うと，学生は学ぶことに集中して かつ楽しむことができます．ただし，このような授業活動は常に適切とは限りませ ん．学習目標が何であるかによるのです．もし，何かの1セットや連続した題材を覚 えることが学習目標だとしたら，単純なリストから複雑な手順まで，紹介したような 記憶術はとても有用です．前もって学習目標をはっきりしておくことが大事です．そ して，学習目標を達成するための授業活動デザインに，学習科学を使うのです．

❶ エラボレーション，産生効果，テスト効果

学習原則の組み合わせを利用する他の方法にエラボレーションがあります[87]．こ の方法のポイントは，学生に何かを与えてそれを拡張させることです．たとえば，学 習における連合の機能（入力を整理する等）を一つ学生に教えたなら，他の機能（情 報を統合して長期記憶に入れる，検索の手がかりを与える等）も教えて，連合の機能 に関する知識を拡張させます．そして，これら別々の機能はどのように結びつくで しょうか，と質問します．

また，単純に「どのように」「いつ」「なぜ」「どこで」を説明させることによって も，エラボレーションを引き出すことができます．ある出来事がなぜ起こったのか， ある概念はどのように使うことができるのか，ある手続きはどこで適切に使われるだ ろうか，と質問するのです．

エラボレーションには明らかに深い処理が必要になりますし，新しい連合を形成し ます．また，課題特有の性質によっては，チャンキングや意識的訓練も必要となりま す．実際，エラボレーションが図式や心的イメージに関わることなら，二重符号化も 含まれます．

長期記憶から情報を取り出して組織化することによって記憶が強化されることを， 産生効果といいます[88]．エラボレーションは，この産生効果がある時に有効に働き ます．この効果を引き出すには，誰か他の人に教えるように学生に言うのが一番で す．効果的に教えるのに必要な心的処理について考えてみてください．情報を深く処 理し，組織化するはずです．また，既に持っている知識と結びついた連合や，作り出 したい新しい連合について考えるでしょう．そして，おそらく二重符号化を使って情

報を表現するでしょう．産生効果には，意識的訓練の原則も関わります．教える準備，あるいは実際に教える時に，教える内容が間違っていたのでは学習は強化されません．したがって，産生効果が「今教えられていることは正確である」というフィードバックと結びついた時，学習は最も効果的になるのです．

　複数の原則を利用する他のテクニックには，産生効果とも関係のあるテスト効果というものがあります．テスト効果は，テストされることでより学習するという効果です[89]．意外なことに，人はテストを受けると，どれくらいできたかというフィードバックがなくても，よりよく学習します．テストを受けるだけで，つまり教材を思い出そうとするだけで，学習はよくなるのです．フラッシュカードを用いた自己採点式のテストやクイズもこのテストに含まれます．テストが簡単すぎ（正解率が90%以上）ず，また難しすぎ（チャンスレベルの点しか取れない）ない時に，この効果は最も威力を発揮します．テスト効果の多くは，深い処理から生じているかもしれません．思い出そうとするだけで記憶が強化されるかもしれないのです[90]．しかし，学生が質問に答えた後にフィードバックを受けることを考慮すれば，テスト効果の一部は意識的訓練なのかもしれません[91]．加えて，効果の一部は，正しい答えへの新たなリンクを学生が張れるようになるからだ，という根拠もあります[92]．さらに，関連する情報を時間をかけて繰り返し思い出すことは，間隔をおいた練習の効果も反映しているでしょう．

❷ ゲームとメタ認知

　複数の原則を使うもう一つの方法は，学生に学習ゲームをさせることです．実際，ここまで述べてきた授業活動の多くは，深い処理が必要なゲームにすることができます．たとえば，記憶術の工夫を競うコンテストをするのもよいでしょう．各ブレイクアウトグループがベストを尽くし，最終バージョンがドキュメントに掲示されます．その中から，全員が一番好きなものに投票します．ただし，自分のグループには投票できません．また，人気投票になるのを防ぐために，どのグループの作品かは伏せます．どれに投票したかを説明させてもよいでしょう．記憶術をデザインした学生に対するフィードバックになります．このような授業活動により，よい記憶術のポイントとなる特徴が整理され，後で想起する時の手がかりを結びつけることができるようになります．

　他の例として，もし問題を解くような授業活動（微積分入門等）をしているなら，これをビンゴゲームにしてもよいでしょう．この場合，学生はマトリックスと問題のリストを受け取ります．それぞれの問題には番号が振ってあって（つまり4×4のマ

トリックスなら1〜16），各セルには異なる番号が入っています（1〜16）．番号はランダムに並び，学生（あるいはグループ）ごとに異なる番号のマトリックスを使います．これがグループ活動なら，それぞれの問題を協力してみんなで解いてもよいですし，各学生が別々に解いて後で互いの答えをチェックし合うのもよいでしょう．番号に対応する問題を解いたら，セルを消していきます．縦，横，斜め列のいずれかがすべて消せたら「ビンゴ」と言って勝ちです．ただし，ビンゴと宣言する前に，他のグループのチェックを受けなければなりません．グループが間違った場合は失格です．正しければ，ボーナスポイントが各自の成績に加算されます．

　学習原則を組み合わせる別の方法として，**メタ認知**を誘導するものがあります．メタ認知とは，認知しているという自分の行為を一段高いところから認知することです．したがって，課題実行中の自分自身をモニタリングし，必要に応じて修正することが要求されます．何がよくできて何がよくできていないかを自分自身で観察し，うまくできていないならその原因を分析し，具体的な目標を達成するために次にすることを調整します．メタ認知をモニターするには，ある課題を行っている最中に，自分が関わっている段階が何かを口に出して言うか，あるいはその段階を書き出すという方法があります．

　メタ認知には，明らかに膨大な量の意識的訓練が関わっています．特に，思考のプロセスを口に出して言う場合や，書き出したものに対してグループメンバー等の他の人からのフィードバックがある場合にはそうです．しかし，学習原則の多くは，分析フェーズに関わっていると思われます．これは，学習内容の核心を初めて理解するフェーズで，通常は課題のチャンキング（扱いやすい部分に分ける）と深い処理が必要です．その後に課題を遂行しようとすると，別々の部分を一緒に調整する必要が出てくるので，さらなる分析が必要になります．

　疑いの余地なく，アクティブラーニングは非常に効果的です．しかし，それが効果的であるためには，学生が集中しなくてはなりません．学生は情報を深く処理し，ネットワークを張り，その他諸々のことをする必要があります．多くの学生は興味があって学習しますが，そうでない学生（最も学習が必要と思われる学生）も一部にはいるでしょう．教育における永遠の問題は，学生全員をいかに学習に集中して関わらせるかです．次章ではこの問題に取り組みましょう．ここまでお話ししてきたすべてに影響することですから．

―第9章―
内発的・外発的モチベーション

　反転授業^{付録}では，自宅で講義を聞いたりビデオを観たりして，教室ではいわゆる宿題をします．この方法により，学生は最も必要な時に教員とのやりとりができ，教員の専門性を生かすことができるのです．反転授業は以前よく使われていましたが，現在は主流ではありません．反転授業は，考え抜かれた分析と洞察に基づく優れた方法と思われていたにもかかわらず，一体何が起こったのでしょうか？

　反転授業が流行らなくなった理由は単純なものです．このことに関する研究（と個人的な経験）から，学生の多くが反転授業の約束事を守らないことがわかってきたのです．授業に先立ってすべきことをしなかったわけです[93]．反転授業では，これは特に問題となります．なぜなら，授業の前に自宅で勉強をしておかないと，教室での勉強が成立しないからです．

　広い視点から見ると，学習に必要なことを行うように，どうやって学生に動機づけるのかが問題となります．アクティブラーニングを効果的にするには，学生に何としても活動に関わってもらいたいのです．ですから，学生がどうしたら関わるのか，関わり続けられるのかを，教員は考えなくてはなりません．もし，学生が学習に集中せずにちゃんと参加しないのであれば，せっかく授業をうまくデザインしても，その科学性も芸術性も，何ら発揮されなくなってしまいます．

　幸いなことに，人が特定の行動をするよう動機づける方法については，さまざまなことが知られています．そしてこの知識は，簡単に教室で応用することができます．本章では，洞察と具体的な教育実践を導く2つのアプローチについて考えます．まず，内発的な要素について考えます．これは人間としての根源的必要性，欲求，強い願望から生じるものです．続いて，このような内発的モチベーションが，それに影響する外発的な要素とどのように結びつくのかを考えます．特に，行動心理学で開発されたインセンティブ^{付録}と結果という考え方へ発展させていきます．

❶ 内発的モチベーション

　おそらく最も影響力のある現代の理論で，内発的モチベーションがいかに外発的モチベーションと相互作用するかについて説明するものは，自己決定理論（Self-Determination Theory：SDT）[94] でしょう．「内発的モチベーション」があると，人は自然と何かをしたくなります．なぜなら，それは自分にとって根源的に興味のあるもので，自分を満足させてくれるものだからです．一方，「外発的モチベーション」では，そこに誘因があって初めて何かをします．

　自己決定理論によると，人はみな生まれつき有能でありたい，自律的でありたい，他者と関わりを持ちたい，という欲求を持っています．この3つの欲求が，内発的モチベーションの骨格を作っているのです．

1. 有能でありたいという欲求は，何かをマスターしてみたいという気持ちにつながります．この気持ちは，他者からのフィードバックによって高まります．研究によれば，人は思いがけないポジティブフィードバックを受ける（自分の行いが賞賛される）と，その行いをしようとする内発的モチベーションが高められ，ネガティブフィードバックでは逆に低くなってしまうとされています[95]．教育的な観点からすると，有能でありたいという欲求から学生はチャレンジすべきであり，その成功を支援することが，今後の学習のモチベーションの高まりにつながるといえます．有能でありたい欲求があるために，うまくできた時にはフィードバックを受けるべきですが，褒められることだけを目的に学習すべきではないともいえます．だからこそ，思いがけなく褒められることがポイントになります．
2. 自律的でありたいという欲求は，自分自身の生活をコントロールしたいということにつながります．他の人からの援助が必要ないということを意味しているわけではありません．何かを選択できるということが，内発的モチベーションを高めるのです．したがって，可能なかぎり，学生が行動を選択できるようにすることが大事です．自分の専門を選ぶことに始まり，履修科目を選ぶこと，コースに含まれる特定の科目を選ぶこと，課題として取り組むプロジェクトを選ぶことまで，さまざまなレベルで自ら選択させるのです．
3. 他者と関わりを持ちたいという欲求は，他の人たちとつながってグループやコミュニティに属したいという気持ちになります．社会的文脈（コンテクスト）は，人がしたいことを左右する大きな役割を持ち，モチベーションを上げたり下げたりします．そのため，他の学生と直接に接することができないビデオ会議プラットフォームでの授業はとりわけ大変です．豊かな社会的手がかりも，グループやコミュニティに属している感覚も得られないのですから．オンデマンド形式授業

ではことさら大きな問題になり，学生は自分たちが孤立しているように感じてしまうかもしれません．ちなみに前章では，オンデマンド形式授業の問題に対処するために，さまざまな方法を提案してきました．たとえば，何らかの演習で学生たちにビデオクリップを交換させておく等です．

自己決定理論は，これらの内発的モチベーションを上げたり下げたりする条件に焦点を当てています．自己決定理論は，実は6つの独立した下位理論（sub theory）を集めたもので，それぞれがモチベーションの全く別の側面に焦点を当てています．たとえば，「有機的統合理論（Organismic Integration Theory：OIT)」は，内発的・外発的モチベーション間の相互作用に注目したものです．この理論は，もともと外発的モチベーションであったものを自分の中に取り込んで，内発的モチベーションに統合するような状況に焦点を当てています．もし，モチベーションが統合されて内発的なものになれば，それはもう外発的なものではなく，内発的モチベーションと感じられるわけです．この理論は，外発的モチベーションが自分の中に取り込まれていく（内在化していく）レベルと，統合されていくレベルとを別々に特定していて，そのレベルが高くなれば自律的モチベーションが増えていくと考えています．社会的要因がこのプロセスに大きな役割を持つと考えるなら，この理論において他者と関わりを持ちたいという欲求が果たす役割はとても大きいといえます．

教育者の立場からいうと，面白くもないことをなぜしなくてはならないのか，という学生の疑問に対して，意味のある理論的根拠を示すことは，モチベーションの内在化を促進します．それと同時に，この訓練によって学生の関わりやモチベーションが増し，学習が促進されるのです[96]．

学生に伝えるべきことははっきりしています．授業活動の前に，学生に期待している学習成果と，それが全体の学習目標にどのように当てはまるのかを必ず告げてください．また，学生がそれを理解できているだけでなく，きちんと受け入れているのだということを確認してください．できたら，アクティブラーニングを使って，学習目標の達成がなぜ価値あることなのかを説明させてみましょう！　なぜなら，今学ぶことの価値と，それを基礎にしてこの後学んでいくことの価値の両方のために，演習に参加することが必要だということを，学生が理解している必要があるからです．

このプロセスの一部として，授業活動の前に，教員が期待している学習成果物を作成するためには，学生同士がどのように交流するのがよいか，学生に明確に説明しておく必要があります．広い視野で考えてよいと伝え，意見が違う場合には，互いを尊重し，互いの考え方について議論し合うように伝えます．この間も常に学習目標を念頭におきながら行います．

　認知的評価理論（Cognitive Evaluation Theory：CET）は，有機的統合理論とはま
た別の自己決定理論の下位理論です．これは，学生の能力と自律性の違いがどのよう
に内発的モチベーションに影響するかを考慮したものです．中心的考えの一つは，内
発的モチベーションは自分に能力があるという感覚と自律できているという感覚とが
組み合わされた時に増大するというものです．学生は自分のとる適切な行動につい
て，責任を感じる必要があります．つまり，それが自分のした選択であり，肯定的な
結果をもたらすことを理解している必要があるのです．

　認知的評価理論が示しているのは，授業内グループワークの後には，学生はそれぞ
れ個人として，あるいはグループの重要な一員として，自分は貢献したなあと感じ
ているはずだ，ということです．しかし，それ以上に，学生は自分ができる特定の課題
を選んでよいと言われれば，もっとモチベーションが高まることを認知的評価理論は
示しています．たとえば，経済における需要と供給の概念について学習させたいとし
ます．その場合，同じ学習成果につながるような課題を複数セット準備しておくとよ
いのです．たとえば，その概念の使い方を説明するパワーポイント資料を作る，需要
と供給が物価を決定する唯一の要素か否かに関するディベートの概略を述べる，この
話題に関して書かれた本についての意見を書く，Facebookで8歳の子どもでもわか
るようにこの概念を説明する等です．学生は自分の好きな課題を選べばよいでしょ
う．そして，同じ課題を選んだ学生とペアになって話し合うのです．学生が多数の場
合は，学生同士のペアが各課題について互いにフィードバックできるように，ルーブ
リックを使うこともできます．オンラインならこの手続きが簡単にでき，教員への負
担もあまりありません．

　自己決定理論のポイントは，内発的・外発的モチベーションの間にある複雑で微妙
な相互作用を認識することです．人によって，内発的に動機づけられる活動は異なる
ので，授業で教える時に内発的モチベーションに完全に頼るわけにはいかない，とい
うことです．また自己決定理論では，多くのモチベーションは，外発的モチベーショ
ンとして始まったものを内面化して統合することから生じなければならない，として
います．

　次の節では，外発的モチベーションを教育デザインの中に取り込む具体的な方法に
ついて考えます．言語は違っても，根底にある概念の多くは同じものです．特に好奇
心や，成長したい，より有能になりたい，自律的でありたい，関わり合いたいという
気持ちが，結局学生を動機づけるものなのだと仮定しておく必要があります．

② 外発的モチベーション

学生に外発的モチベーションを持たせる一つのやり方は，インセンティブと結果を課題に組み込むことです．つまり，課題を行うためのインセンティブと，それをうまくやれた場合・やれなかった場合の結果として，外発的モチベーションを捉えることができます．このインセンティブと結果はいつも一心同体です．インセンティブは単に結果の予測なのです．

たとえば，「シンク-ペア-シェア（Think-Pair-Share）」というアクティブラーニング技法に，インセンティブと結果をどのように組み込めるかを考えてみましょう．この技法では，教員は学生に何か質問し，学生はそれについて5分間一人で考え，その後（別々のブレイクアウトグループからの）ペアを作って議論します．ペアには，共有ドキュメントに特定の記述をするように言います．この時，ブレイクアウトグループが終わって全員集合した時に，記述したことについて何人かに説明してもらいますよ，と事前に告げておきます．

このシンク-ペア-シェアという手法は人気がありますが，大きな問題もあります．学生数が多い場合には，ブレイクアウトグループ後や全体が再集合したクラスで，特定のペアが指名される確率が低くなります．したがって，フィードバックをもらえないペアがたくさんできてしまうのです．フィードバックは，学習のためだけでなく，自分に能力があることを感じるためにも必要です．その上，うまくできなかった時にもフィードバックがないことで，うまくやろうとするインセンティブが減ってしまうのです．この問題に対処する方法の一つに，ブレイクアウトグループの後に，評価の対象となる学習成果物を提出することを義務化することがあります．学習成果物の良し悪しは，はじめから明確にしておくべきです．また，各学生の貢献度を明確にしておくことも大事です．明確にしておくことで，学習に役立ち，自己決定理論で強調されている，モチベーションの内面化と統合のプロセスが促進されます．この例では，学習成果物はペアの一致した見解をまとめたものになりますが，ペアのそれぞれが独立して書きます．大きなグループの場合，各学生の貢献度を評価する別の方法として，明確な章等を設けてそれぞれを別の学生に担当させるのもよいでしょう．

このような演習活動を行う時，なぜその演習をするのかを学生が前もって知っていることが，極めて重要です．教員は，学習目標を明確に説明しなくてはなりません．自己決定理論のところでの話題を思い出してください．活動に関して納得できる説明を受けることにより，モチベーションの内面化が促され，学生の参加や学習意欲も促進されるのでしたね．その題材について学ぶことが自身の目標達成につながるのだと

理解していれば，明確な学習目標を知っていること自体がうまくやるためのインセンティブになるのです．また，何をどの順番で学習していくのか，評価の基準は何かについても，事前に学生に知らせておくべきでしょう．これによって適切なインセンティブを与えられます．評価のためにルーブリックを使うのであれば，学生にはそれも事前に示しておく必要があります．うまくデザインされたテストであれば，テストについて教えることは効果的なのです．

　インセンティブと結果をアクティブラーニングに応用する，より複雑な例に関しては，ジグソー法のところでみた例に戻りましょう．そこでは，すべての選挙に経済的援助を行う新しい法律を提案することの是非について学生に理解させるため，ジグソー法を用いたディベートを実施しました（**図 3.1** 参照）．この演習には次のことが含まれていました．

1. あるブレイクアウトグループ（各グループは 6 人）は賛成派の論証について準備し，その他のグループは反対派の論証について準備します．
2. 決められた一定時間（たとえば 10 分）の後，教員はグループを解散し，はじめ賛成派だったグループから 3 人，反対派だったグループから 3 人を集め，その 6 人からなる新たなグループを複数作ります．
3. この新しいグループの 6 人で問題についてディベートをします．そして，各派は互いに対立派を説得するように試みます．同時に，対立派の論証の強い点と弱い点を指摘します．
4. ディベートに続いて，今度は学生個人がこれらの論証について 5 分間でまとめて書き記し，自分の評価がなぜ正しいかを書き添えます．そしてこれが評価の対象となります．大事なのは，教員がフィードバックを与えることです．

　この場合，最初のグループ活動の（賛成か反対かの論証を構築することに集中している）間のインセンティブは，これからディベートが始まることを知っているので，仲間に格好悪いところを見られたくないというものです．自己決定理論でいうところの関わりを持ちたいという欲求からくるものですね．そして実際にディベートする時には，インセンティブと結果により，学生はベストを尽くすだけでなく，対立派に対しても注意を向けるようになるのです．対立派の最も強い論証と弱い論証についても，後で言及しなければならないことを知っているためです．学習成果物の結果がうまくできていない場合，成績はよくありません．

③ 異なるタイプのインセンティブと結果

インセンティブと結果という考え方は行動心理学からきたもので，人を動機づける状況から4つの異なるタイプがあります（**表9.1**）．しかし，インセンティブと結果が持つ性質は，自己決定理論と密接な関係にあり，外発的モチベーションを内面化して統合するのを促すという目標があります．何事も学生に無理強いはしないことが肝心です．むしろ，なぜその課題に取り組んでいるのか，自らの目標を達成するためにどのように役立つのかを，学生は理解している必要があります．この目標には，将来的によい仕事をしたり，満足できる生活を送ったりするのに必要な知識やスキルが含まれているかもしれません．特定のインセンティブとその結果は，学生に自らの目標を思い出させ，軌道修正するために役立つのです．

どのような場合でも，教育をデザインする教員は，学生が特定の方法で行動した結果，またはしなかった結果の本質を理解している必要があります．この時，インセンティブは生じうる結果の具体的な種類を予測することです．これらの結果は2つの要因で定義できます．1つ目は強化子か弱化子か，2つ目は現在の状況に何かが加わったのか除去されたのか（正か負か）の2つです．

1. 強化子が加わる

自分の行動によってほしいものが手に入る場合，この結果のことを行動に対する正の強化といいます．正の強化は，その行動を再び行う確率を高めます．ここでの目的を考えると，正の強化の多くが社会的なものであることは注目に値します．褒められることはわかりやすい正の強化の例ですし，他人から認められたり注目されたりすることもそうです．授業内のブレイクアウトグループで貢献したり，仲間がそれを褒めたりした時に正の強化は生じます．同様に，教室で質問に答えて，教員がみんなの前

表9.1　強化と弱化のタイプ

	正 Added	負 Removed
強化子 Attractive	正の強化（＋） Positive Reinforcement 例）お金が増える，成績が上がる，賞賛を受ける，昇進する	負の弱化（－） Subtractive Punishment 例）減給，降格，特権剥奪，地位喪失
弱化子 Aversive	正の弱化（－） Additive Punishment 例）罰金，罰点，批判，人前での叱責	負の強化（＋） Negative Reinforcement 例）出獄が早まる，まずいものを無理矢理食べさせられない，つまらない会議から抜け出せる

でそれが正しいと認める時にも，正の強化が起こります．

2．弱化子が加わる

　自分の行動によって望まないものがもたらされる場合，この結果を正の弱化といいます．正の弱化はその行動を再び行う確率を下げます．このような結果の多くは，社会的なものです．間違いや不適切発言が非難されるのは正の弱化のよい例で，無視されたり，笑いものにされたりするのも同様です．正の弱化は学校で学生が居残りで勉強をさせられる時等にも起こります．一般に，正の弱化は短期的には効果があるものの，長期にわたって人の行動を変化させる効果はないとされています．

3．強化子が除去される

　自分の行動がポジティブなものを取り除く場合，この結果を負の弱化といいます．負の弱化はそのような行動を再び行う可能性を低くします．古典的な例としては，親が子どもを一定の間外出禁止にするというものがあります．ビーチ・ボーイズというバンドの歌詞にあるように，「お父さんが僕からスポーツカーを取り上げるまでは遊びまくるぞ」という言い方もできます．恥をかかされたり，後悔したり，怒りを感じたりする時に，それに続いて負の弱化が起こります．学校では，成績不良によりグループのリーダーを降格される場合等に，負の弱化が生じます．同様に，上級クラスにいた学生が，成績不良により下級クラスに降格する場合も負の弱化が生じるといえます．ここで 2 つのことを強調しておきましょう．その行動は問題のある結果をもたらしたということ，そして，その行動をとった本人は，結果をネガティブなものとして受けとめる必要があるということです．たとえば，より簡単なクラスに格下げされることは，ある学生にとっては恥ではなく，むしろホッとする出来事かもしれません．この場合，結果は負の強化であり，負の弱化ではないのです．

4．弱化子が除去される

　自分の行動がネガティブなものを除去する場合，その結果を負の強化といいます．負の強化はそのような行動を再び行う可能性を高くします．たとえば，退屈なミーティングが大嫌いで，ミーティングの最中にちょっとつまむお菓子とかドリンクを買いに行く役をかって出れば，ミーティングから結構逃れられることがわかったとしましょう．この時，ミーティングを抜け出すという行為は，その役目をかって出ることの負の強化になります．その結果，今後もこの役目をかって出る確率が高まるのです．ここでのキーワードは「強化」です．強化はよいことなのです！　負の強化という概念は正の強化と混同されますが，これらは全く違うものです．何かを行った後にこの 2 つのどちらかの弱化を受けた場合，その後も同じことを行う確率は低くなります．弱化子が取り除かれる場合は，安堵感，感謝の念，状況によっては，自分の正当

性すら感じるのです．これらは感情を強化します．ここでも，負の強化として受け取られる結果の大部分は社会的なものです．たとえば，関連する知識やスキルが同程度の学生で，ブレイクアウトグループを構成したとします．もしも，学生がいつも苦手な学生と一緒のブレイクアウトグループに入れられていた場合，成績が上がれば他のグループに移ることができます．これは負の強化です．弱化子が取り除かれたわけで，それは報酬になります[97]．

結果によって，未来の行動への影響は明らかに異なってきます．結果が出た後はもちろんのこと（ここまで見てきた通りです），結果を予測しただけでも影響してきます．インセンティブによって，人はしばしば特定の結果を最大化または最小化しようとします．たとえば，われわれ人間は，何か新しいものを得ることに失敗する心配よりも，既に持っているものを失う心配に敏感です．損失嫌悪があるのです[98]．したがって，喪失するかもしれないと心配することは，実際に負の弱化が採用されている時と同じような高いモチベーションをもたらすのです．つまり，われわれは喪失という結果にならないように行動します．一般に，ある行動の結果がどうなるかを知っていることによって，行動は決定されます．強化を最大に，罰則を最小にするような行動をしようとするのです．

ジグソー法を用いたディベートの例（**図3.1**参照）に戻りましょう．そこでは，ブレイクアウトグループを2セット作りましたね．最初に賛成派・反対派という異なる立場のグループ，続いてディベートを行うためのグループを再編成しました．今度は，インセンティブと結果がどのように働いているかという視点から，もっと詳しく見ていきましょう．

- 最初の段階でディベートの準備をしている時，準備しないとのどのような結果が待ち受けているかに学生は気づいていました．ディベートがもしうまくいかなかったら，他の学生の前で恥をかく，という罰則を受けることになるし，うまくいったとしたらみんなから賞賛される，という正の強化を受けることになります．罰則を避けて正の強化を受けるという，両方を望んだのです．
- 続いて学生は，新しいグループでディベートに参加しました．この時彼らは，最も強力な論証と最も弱い論証がどれかを見定めることに集中していました．なぜなら，それによって自分が評価されることを知っていたからです．そして今度は，正の強化を受ける可能性を最大に，罰則を受ける危険を最小にしたかったからです．

さらに複雑な例として，第3章で挙げた，学生に交渉術を学ばせるのに用いた多段階演習があります（**図3.2**参照）．インセンティブと結果は，学生に情報を深く処理するよう動機づけるために各段階で使われており，それによって学習しやすくなるの

です.

- 最初の段階で学生は, 一つのステークホルダーを表すグループに入り, 2つの交渉術を使って他のステークホルダーの学生たちと交渉する準備をします. 各学生はその後すぐに自分がそのステークホルダーの代表として交渉することを知っているので, 集中して計画する必要があるのです. ちゃんと準備しておかないと, 仲間の学生の前で恥をかく, つまり罰則を受けることになります.

- 次の段階では, 学生は模擬交渉をし, 他の3人のステークホルダーの交渉術を推定し評価します. この時, 学生はこの後に元のグループに戻り, 自分の考えを報告すると知っています. ここでもまた, 社会的要素が大きく関わります. 学生は他の学生に怠け者で馬鹿だと思われないように, そしてチームに恥をかかせないようにしようと動機づけられています. むしろ, 自己決定理論にあるように, 自分が有能であることを示そうとします. これは強力な正の強化です.

- 最後の段階では, 3番目のブレイクアウトグループで, 学生は最初のグループに自分の結論と評価を報告します. この推測と評価は, クラス全体の前で発表されるかもしれないことを知っているので, 他の学生に対してだけでなく, 教員に対しても, できるだけよく見られたいはずです. ここでも有能に見られることが, 強い正の強化になります. その上, すべてのグループが発表できるわけではなく, 学生個人の推測と評価を書いて提出することになり, それが評価対象になるわけですから, これは学生にとって大きなモチベーションになります. 自律的達成もまた, 強い正の強化になります.

　演習活動の最後 (学習サンドイッチの最後) にクラス全員の前で発表させることは, 発表の様子から「協働学習」の評価ができる, という利点があります. 面白いテクニックとしては, まず個々の学生に試験を受けさせ, 次に正解についてグループで話し合うように言い, 最後に2回目の試験を受けさせます[99]. この場合, 学生の最終的な成績は2つの試験の平均点になります. もしそれをわかっているなら, グループ内でのディスカッションに参加できるように, 学生はその内容についてより注意して聞きたいと思うようになります. このことは, 学習の効果を高めます[100].

④ オンライン・社会的モチベーション

　ディベートの例も交渉戦略の例も, 内発的・外発的モチベーションの要素を組み合わせたものです. ポイントは, 学生間, そして教員との間の社会的な交流に頼ることです. 自己決定理論に出てきた内発的要因の一つ, 「関わりを持ちたいという欲求」を利用するのです. このような社会的な交わりを推し進めるには, 小さなグループに

するのがおすすめです．これを実施する場合には次のことに注意してください．

- 学生にチャンスを与え，新しいアイデアを出すことを許可すること．建設的かつ批判的であることを奨励します．一般に，コース全体がオープンな場になるような規範を確立するよう務めます．
- 演習活動のポイントを明確に説明しておくこと．短期的な学習目標と，その学習目標を達成する意義の両方について，説明しておきます．
- 演習活動の最後に具体的な成果物を出すように指示すること．これは正式な文書として出す必要はありません．たとえば，ディベートの時に使われる箇条書きでもよいし，ネットで見つかるような画像一式でもよいし，あるいは問題の解答等でも構いません．
- 前もって演習活動全体の流れを説明することにより，インセンティブと結果の詳細を伝えておくこと．多くのインセンティブは，学生が次にすることを知っていて，それに対する準備をする気持ちになれるかどうかにかかっています．
- 学習成果物についてフィードバックすること．フィードバックをしないと，将来的に，学生は課題や演習活動にまじめに取り組もうとしなくなります．フィードバックは，学習成果物の出来の良し悪しをはっきり指摘することだということを，常に念頭に入れます．自己決定理論の中心的考えである，有能でありたい，自律的でありたい，という感覚が増すよう努めます．協力を促すためには，グループごとに評価するシステムを使うのもよいでしょう．

　内発的・外発的モチベーションを組み合わせることは，学生がいかに演習活動に関わるかに影響します．さらに，言い換えるなら，学生が実際どのくらい学習するかに関わってきます．

　次章では，さまざまなタイプのアクティブラーニング演習を紹介します．ほとんどの場合，学習原則の組み合わせを使用しています．内発的・外発的モチベーションを使うことがベストであることを常に念頭においてください．学習原則を背景にして特定の演習をデザインすること，そしてその効果を最大にすることが狙いです．もし，教員がこのような演習を使って学生をその活動に集中するようにできるなら，学習のために役に立つことでしょう．

―第 10 章―

演習と活動

　物事が全く変化しない時，または変化してもほんのちょっとの場合，われわれ人間はその対象を無視し始めます．なぜなら，そこに新しい情報はほとんど，もしくは全くないからです．学生に集中して関心を持たせ続けるには，多くの，そしてさまざまなタイプのアクティブラーニング演習を準備しておくのが得策です．幸いなことに，広い範囲をカバーしているアクティブラーニング法が，ここ数年間で開発されてきました[101]．そして，その多くがオンラインで効果的に使うことができます．実際，これから本章でまとめる活動の多くは，従来の講義形式よりオンライン形式で一層効果を発揮します．

　本章の最初の節では，具体的な演習例を多数示していきます．続いて，オンラインで使えるアクティブラーニング形式についてお話します．このアクティブラーニング形式にはライブ形式・オンデマンド形式があり，最初の節で紹介するどの演習法も，この両者で使うことができます．これらの演習と活動は，どれも学習科学の原則に基づくものです．

❶ 具体的な演習

　演習の具体的な方法は，学習目標によって使い分けられます．それはとりわけ教えている科目に依存します．次に挙げるリストは，授業をデザインする教員の創造力を後押しすることを狙いとしています．長いリストですが，すべてを網羅しているわけではありません．

1) 分析し評価する

　一連の演習では，分析の実行に焦点を当て，場合によっては評価にも焦点を当てます．

ビデオ，ストーリー，芸術作品，その他の作品

　どのような作品であっても，さまざまな方法で分析ができます．学習目標は，分析

の対象となるレベルを特定するものでなければなりません．このことは，学生の注意を適切な方向へ向けさせることになるはずです．また，作品の評価基準を明確に決めておくべきです．たとえば，ビデオを評価する場合には，シーンからシーンへの移行がスムーズかどうかを調べること，照明の変化を分析すること，ストーリーと映像が合っているか分析すること等が基準になります．関連するレベルと評価基準（ルーブリック等）については，両方とも学生に対する説明に含めておくべきでしょう．

注釈をつけながら分析し評価する

ビデオ，ストーリー，芸術作品，その他の作品を一通り扱うのは多くの学生にとって手に余ることかもしれません．これを学生がこなせるように小さく分けるには，分析や評価をしながら注釈をつけるように学生に教示する方法があります．これはGoogle Docs，Word，PowerPoint，Slides 等のように，素材にコメントを書き込めるメディアを使う場合は簡単にできます[102]．

ケーススタディを分析し評価する

ビジネスプログラムの多くの基礎的背景にあるのがこの演習です．ただし，これを最もうまく活用するには，特定のポイントを示すためにケーススタディを選び，その題材を評価するためにどの基準を使うかを明確にしなくてはなりません．

問題を分析し評価する

問題解決の第一歩は，何が問題なのかを正確に理解することです．そして枠組みを変えてみることは，異なる解決法を導くため[103]，多かれ少なかれ役に立つかもしれません．

論証を分析し評価する

学生はある論証を与えられ，その根底にある論拠（仮定）を特定して，前提から実際その結果が導けるのかを決定することにより，論証を分析するように言われます．一般に，その論証をそのまま受け入れたり，吟味もしないで却下したりせず，良い点と悪い点の両方を学生は評価するべきです．

結論（主張）を分析し評価する

クリティカルシンキングは，その対象が誰が書いたものであっても（評論家，友人，政治家，研究結果を報告する科学者等），主張を分析し評価することが大事です．学生はそれらの人の主張を支える論拠について学ぶだけではなく，その主張を導くために使われている根拠の強さ・弱さについても理解する必要があります．

最も混乱しがちな点を分析し評価する

新しい知識やスキルを獲得する時には，一部の側面が他より理解しにくい場合があ

ります．その原因を見極め，それに取り組む最良の方法を評価しておくと，後で役に立つことがあります．たとえば，新しいアルゴリズム🔖を学ぶ時，学生は反復（iteration）と再帰（recursion）を混同します．

2) 視点を変えて見る（パースペクティブ・テイキング，視点取得）

　題材をさまざまな視点から見て考えさせることは，深い処理を引き出す一つの方法です．そして，そのことが他とのさまざまな関連（第5章でみてきた連合のこと）を引き出すことにつながります．次に挙げる演習は，視点を変えて見るのに効果的な方法です．

ディベート

　ディベートはある立論に関して賛成か反対かの立場から論証するものです（田舎暮らしは都会暮らしよりよい等）．この演習によって，学生はトレードオフ（両立しない関係）を学び，そのトピックに関してさまざまな視点から考えることができるようになります．ディベートの他の方法としては，複数の代替案を与えるやり方があります（都会に住むのと，小さな町に住むのと，田舎暮らしではどれがよい？　等）．学生はどれがより好ましいかについてディベートします．このアプローチはあまり一般的ではありませんが，かなり多くの異なる視点を考えることにつながります．

ロールプレイ

　ロールプレイゲームは効果的な教授法です．第9章（**図 3.2** 参照）で紹介した交渉術はこの手法の一つですが，他にもたくさんこのような方法があります．ロールプレイでは，演習の途中で学生に役割を交換させることにより，視点を変えて見る力がより一層培われます．

ストーリーの代替案を複数考える

　よく知られているストーリーを取り上げ，それを異なる登場人物の立場から語るというやり方です．この方法も，学生が事実や概念（フランスにおける Benjamin Franklin 時代の話を，彼の女友達の立場から語る等）をより繊細なところまで理解することを助けます．

3) 質問に答える

　質問に答えるプロセスは，多くの場合，実質的に学習原則のすべてに当てはまります．学生に，特定の質問に答えさせるようなテクニックの一部をここで示しましょう．

ネット検索

　学生に，ある特定の手続きや方法に合致する図や作品をネット上で見つけるように言います．それはたとえば，電気を発生させる方法や，茹でたパスタの水切りができる帽子のようなもので構いません．ユニークな例を見つけて，チームを作り，ルーブリックを使って互いのアイデアを評価し合うようなゲーム仕立てにするのもよいでしょう（他のチームのメンバーが誰であるかを知らせずに）．

デモンストレーションとビデオの展開を予測する

　単に学生に何かのデモンストレーションやビデオを見せたりするのではなく，途中でストップして，次の展開はどうなるかを学生に予測させ，さらにどうしてそう予測するのかを尋ねましょう．その後にデモンストレーションまたはビデオを再開するのです．この演習は，大人数の学生を対象にして行う，強力な意識的訓練の方法です．これはオンデマンド形式でも行えます．学生にはビデオを部分的に見て，サイト上の掲示板等に自分の予測を書き込んでから，ビデオの次の部分を見るように指導します．

シミュレーションを体験する

　多くの分野で，相互にやりとりができるコンピュータシミュレーションが用意されています．これを使って，対象となっている題材に関する質問に答えることができます．たとえば，天文学のシミュレーションでは，地球表面の温度を示すことが可能で，学生は地球の地軸をさまざまな角度に傾け，それによる温度の違いを知ることができます（学生の多くは地軸の違いではなく，太陽からの距離の変化が四季の違いをもたらすと誤解しています）．また，太陽の周りを回る惑星をシミュレーションして，その惑星の軌道を乱すことにより，他の惑星にどのような影響が出るかを見ることもできます．相互作用や「（自然淘汰で起きるような）創発的特性^{付録}」が現象を理解する上で鍵である場合には，シミュレーションはとりわけ役に立ちます．

テスト問題を作る

　テスト問題を学生に作らせ，学生自身に答えさせることで，その題材を本当に理解しているかどうかについて，2つの異なる側面から評価できます．教員がどんな質問がよい質問なのかについて明確なガイドラインを示しておけば，この方法は極めて効果的なものになります．

小テスト・試験・意見収集

　小テスト・試験・意見収集を行う場合，特に学生の答えが正しいか（そしてなぜ正しいのか）に関してフィードバックがある場合には，さらにより多くのことが学べます．この小テスト・試験・意見収集は，「コンセプトチェック」として使うことがで

きます．学生が核心的な部分をきちんと理解しているかどうかを確かめるために，講義チャンクが一つ終わったところで挿入するのです．実際，すぐ後に小テストや試験があるとわかっていれば，講義内容に注意を払って準備するインセンティブにもなります．ライブ形式・オンデマンド形式いずれにおいても，オンラインで実行する場合の最大の難関は，試験監督をどうするかという問題です．しかし，受験者の本人確認をするオンラインサービスがいくつもあります．このような小テストや試験によって，調べればわかるような知識の単なる記憶力テストではなく，学んだ情報の応用力が測れるのが理想です．

4)　説明する

　何かを説明するというのは，とてもよい学習法です．これは第8章で取り上げた産生効果の核心部分でもあります．さまざまなタイプの演習によって題材を説明させることができます．いくつかの例を示しましょう．

簡潔に書く練習

　学生に「ミニッツペーパー（質問にごく簡単に答えるもの）」を書くように言います．授業の前の部分で習得すべきことは何だったかを簡潔に書かせるもので，実際に題材をどれだけ理解したかを評価する優れた方法です．

事実，概念，スキルを説明する

　題材について学生同士で説明し合うのも有効な方法です．しかし，この場合，説明した後に正解を教えて，説明が実際に正しかったかどうかを確かめることが必要です．

なぜ間違いなのかを説明する

　多肢選択問題を与えて，誤りの選択肢はなぜ誤りなのかを説明させます．

事実，概念，スキルを視覚的に示す

　ある対象を絵に描いたり，写真を撮ったり，ビデオを作ったり，あるいはウェブ上で写真をみつけたりすることにより，視覚的に示すことができます．

マインドマップを作る

　マインドマップを作るのは，他の人が理解できるように題材を組織的にまとめる最高の方法です（第6章参照）．

ストーリーテリング

　ストーリーを作ることは，題材を学ぶ優れた方法です．ただし，そのストーリーは学習目標に焦点を当てたものである必要があります．

ポッドキャストを作る

　最も簡単なのはスマートフォンで録音する方法ですが，他にも簡単に作れるさまざまなツールをウェブ上でみつけることができます（Audacity，Anchor.fm 等）．

事実，概念，スキルをデモンストレーションする

　題材を説明するデモンストレーションを学生自ら行うという方法があります．これには，コンピュータシミュレーションを書く方法から短いスキットを書く方法までさまざまあります．

バーチャルポスターセッション

　フリーの Google Slides 等を使って，スライドショーを作ることができます．スライドを数枚に限定して行うと一層効果的です．何枚でも使える場合に比べ，よりよく考え，深く理解することが必要とされ，難しくなるからです．

5) 問題を解決する

　ゴールを設定すると，今いる地点とゴールの間には障害物がつきものです．問題を解決するには，障害物を取り除くか，回り道する方法を考えなければなりません．問題解決の演習が，グループ中心の形式（テーマが絞り込まれた討論等）で行われるなら，本節で取り上げるものは「協力的」かつ「共同参加的」な教育方法のよい事例といえます．

問題を解決する

　問題はさまざまな形式と規模で立ち現れ，分野を問わずあるものです．問題を解決させることは，学生を学習するように導く強力な方法になります．

プロジェクトをデザインし実行する

　優れたプロジェクトなら新しいことを含んでいるはずで，したがって何らかの問題を解決しなくてはなりません．プロジェクト型学習にはさまざまなものがあります．極端なタイプは，全く構造化されていない「発見型」プロジェクトです．逆の極端なタイプは高度に構造化されたプロジェクトで，授業の一環で行われる化学実験等によくみられるタイプです．筆者の考えでは，どちらも理想的ではありません．構造化されていない発見型プロジェクトは，効果的な学習になるかもしれないし，ならないかもしれないのです．そして，特定の学習成果を達成できるとはあまり考えられません．逆に高度に構造化されたプロジェクトは，学生のやる気を削ぎ，時には誤ったメッセージを伝えることもあります．実際の研究は，実験室の授業で使われるマニュアルとは違うのです．より理想的なプロジェクトは，学習目標を念頭において最初から構造化されたもので，しかも，学生の創造性を刺激するオープンなものであるべき

です.

実験をデザインし実行する

　効果的な教育法として，実験をデザインして実行させるやり方があります. この場合，専門家（教員か TA）がガイダンスとフィードバックを与える必要があります.

観察研究をデザインし実行する

　観察研究はバイアスがかかりやすいので，そのバイアスについて教えられていれば，学生は観察により注意するようになります.

システマティック・レビューをデザインし実行する

　研究領域をまとめ，体系的で目的志向的な探索の仕方を学ぶことができます. そしてその探索の結果を使って，さらにその研究を洗練させることができます.

アナロジー（類推）

　アナロジーを使いこなすには，2 つの事柄の関係を理解し，その関係に対する仮説を別の 2 つの事柄に当てはめなければなりません. たとえば，「よい文法―作文過程，という関係から類推すると，学習科学―○○」[104]，といった具合です.

分類

　事実，概念，イメージ，単語，手順等をカテゴリーに分類するように言います. これによって学生の深い処理が促され，適切なチャンキングの構築ができるようになります.

文章構成の分析

　ある領域がどのように組織的にまとまっているかを学習させるには，学生にまとまっていない文書を与え，パラグラフがどこで区切れるか，大見出し・小見出しをどこに置くかを考えさせます.

❷ オンラインのアクティブラーニング形式

　以下に示す各フォーマットは，具体的な演習の手段となります. 各種活動タイプ名を行（横軸）に，具体的な各演習名を列（縦軸）にした大きな表を作るのが理想だったのですが，現実的にはできませんでした. でも，この表を心に留めておくと便利です. さまざまな方法でこれらのフォーマットが肉づけされていきますから.

1）一人ひとりの作業

　各学生に 1 人で学習するように指導します. たとえば，コメント欄に短い答えを書

く，主張を分析し評価する，ディベートの準備のために論証をまとめておく等です．ここで難しいのは，友人や同級生に助けてもらわずに，1人でやるべきことを確実に行うことです．一つには，次の演習は監督のいる活動で，その活動が評価の対象になるという情報を，学生に知らせておく方法があります．このため，1人できちんと勉強しておかないと次の活動で困ることになります．

ライブ形式

一定時間内で1人で演習を行います．このような設定の場合，学生に演習の残り時間をあと2分，あと1分のように告げるとよいです．そうすることで，各自の演習を仕上げることができます．

オンデマンド形式

オフラインで演習を行います．自分自身のペースで，通常は制限時間つきです．演習を終えたら，学習成果物を LMS や Google Drive 等の共有フォルダにアップロードします．

2) 話題を絞ったディスカッション

単に自由形式のディスカッションをさせるだけでは，必ずしもアクティブラーニングにはなりません．対照的に，話題を絞ったディスカッションは，特定の学習目標をターゲットにしてデザインされています．そして教員は，学生が関連する題材についてよく考え，話が脇道にそれないように，交通整理をします．たとえば，学生はよく知られている物語を選び，それを異なる登場人物の視点から語るとどのようになるかを話し合ったり，ある実験の結果がどうなるかについて予測し合ったり，試験に出すのによさそうな問題を作ったりします．

ライブ形式

ポイントとなるのはグループの大きさです．クラス全体を一つのグループにする場合から，二人一組というグループまでさまざまです．一般に，クラス全体のディスカッションでは，学生全員がアクティブラーニングに参加する機会は少なくなります．時間が足りないだけでなく，各自が発言する間が長すぎるため，学生はディスカッションに集中しなくなってしまい，その学習成果はわずかになってしまうでしょう．話題を絞ったディスカッションでは，最大6人のブレイクアウトグループを作って行うのが効果的です．

オンデマンド形式

掲示板や共有ドキュメント上（普段の生活と同じように，e メールやショートメッセージ，スナップチャット等を使います）で，ディスカッションを行います．この形

式の利点はいくつかあります．学生は自分のペースで読んだり反応したりでき，文書としての記録も残ります．これにより以前話題にした内容を振り返ることができます．おもな欠点としては，相手とのやりとりの間が長くなってしまい，非言語的情報が失われてしまうことです．この問題に関しては，文書記録を使って始める代わりに，ビデオクリップを使うことで解消できます．繰り返しますが，これらのビデオクリップは視聴専用のもので，そのディスカッションに関わる学生と教員のみが視聴できるように，事前に適切な注意を払っておくことが必要です．

3) シンク-ペア-シェア

　特定の問題や論点，ゴール，トピック，事実，主張等に関して熟考するよう教示します．たとえば，なぜ独立戦争が勃発したのかを説明させたり，なぜロシア革命が起こったのかを説明するストーリーを作らせたり，事前に手がかりになるコストの推定額を与えておいて，三角貿易において関係国に利益をもたらすにはどの程度の資金が必要かを算出させたりといったことです．数分経過したところで，学生はペアを組んで考えを共有し，フィードバックを与え合います．これをうまくやるには，わかりやすい課題にしなくてはなりません．多かれ少なかれ明確な基準，つまりルーブリックに含まれるような基準にしっかり沿って行われるべきです．

ライブ形式

　学生は最初，一定の時間1人で熟考します．その後，2人からなるブレイクアウトグループを作ります．学生それぞれが共有する時間を持つことが重要であり，割り当てられた時間の半分が過ぎたところで合図し，共有する相手を交代します．また，フィードバックを与える時，それをガイドする明確な基準が学生には必要です．

オンデマンド形式

　学生はまず，自分のペースで1人で演習をします．だいたい1週間の期限つきです．ペアになる準備ができたら，共有ドキュメントをざっと見ます．この共有ドキュメントには，1番から学生数の半分の番号までが書かれたリストがあります（20人だとするとリストにあるのは1～10番）．つまり1つの番号に2人ずつ記入できるようになっています．学生は1人しか名前の記入されていない番号（つまり，まだペアが決まっていない番号）を探し，隣に自分の名前を記入してペア希望の学生にeメールで連絡を取ります．あるいは，教員がeメールを送って2人をペアにします．1人だけ名前が記入されている欄がない場合には，自分が1人目としてリストに名前を入れ，誰かがペアになってくれるのを待ちます．ペアになれたら，学生は自分の考えをまとめ，書いたりビデオを作ったりして，ペア同士でフィードバックし合います．この場合も，フィードバックの返し方をガイドする明確な基準が必要です．残った学生

が３人等の奇数になってしまう場合には，ペアを作らずにその３人でグループを作り，他のグループと同様の演習をするようにします．

4) 拡張版シンク-ペア-シェア

　ここで紹介するのは，オンラインなら比較的簡単にでき，逆に従来の教室で行われる授業形式では難しいことをうまく利用した方法です．シンク-ペア-シェアのペアが学習成果物を提出したら，すぐに２つのペアが一緒になって，互いのペアの学習成果物を評価し合います．この時も，ルーブリック等の明確な基準に基づいて評価することが大事です．

ライブ形式

　教員は最初のペアをランダムに作ります．これはビデオ会議プラットフォームなら簡単にできます．続いて手動でペアを組み合わせるのも簡単です．あるいは，可能な限り多様なペアの組み合わせを作りたい等の希望がある場合には，事前にスプレッドシートを作っておくのもよいでしょう．Zoom のように，１回につきブレイクアウトグループが１回しか設定できないビデオ会議プラットフォームを使っている場合には，第２段階としていくつかのグループに特定の他のグループに加わるように言います．手動でグループを結合するか，新たにクラスセッションを作り，これらのグループを前もってスプレッドシート等を用いて設定しておきます．そして最初のグループセットの結論のところで新しい URL をクリックするよう学生に言うのです．

オンデマンド形式

　教員があらかじめペアを作っておき，ペアになる他のメンバーの名前と連絡先アドレスを，演習に関する教示とともに各学生に e メールで通知します．あるいは，LMS を使って，Google Drive 等の共有ドキュメントに掲示しておくこともできます．各ペアが学習成果物を提出し，終了したことが告げられたら，教員は別のグループメンバーの名前とアドレスを適切な教示とともに送ります．これは次にグループになる別のペアのメンバーです．学生は文書を共有したりビデオクリップを交換したりして，互いに交流できます．

5) ジグソー法と拡張版ジグソー法

　ジグソーデザインは，従来型の教室授業では論理的に難しいのですが，オンラインでは簡単にできます．単純なジグソーデザインでは，たった２つのステップでできます．まず，ブレイクアウトグループに学生が集まり，各グループはプロジェクトや活動の一部を準備することに専念します．続いてこのグループを解散し，新たなグループに学生を割り当てます．この時，新しいグループには最初のグループで特定の活動

を担当した学生を 1 人以上含むようにします．ディベートの場合は，最初に賛成派と反対派の準備をしたグループの学生が，後のグループで混ざってディベートします．ロールプレイの場合は，最初のグループで異なる役割を担当した学生が，後のグループでは一緒に活動します．問題解決の場合は，最初のグループで問題全体のうち，異なる側面に注目した学生が一緒に活動します．グループの学生数が多い場合は，グループの種類を複数準備する必要があります．

　拡張版も同様ですが，2 番目に作ったグループをその後最初のグループに戻すか，拡張版シンク-ペア-シェアと同様にペアにするか，または解散して新しいグループを作るか，というのが異なる点です．どの演習を行うかによっては，第 3 段階は，さらに次の段階へとつながることもあるというように，どんどん拡張できます．第 3 章で触れた交渉戦略の例等は，拡張版ジグソーデザインを示したものです．

ライブ形式

　2 つの段階からなる単純なジグソー法の場合，あらかじめスプレッドシートで最初のグループを作っておきます．そして，それを解散した後，どのように 2 番目のグループを構成するのかを示すスプレッドシートも設定しておきます．使用しているビデオ会議プラットフォームが 1 回のセッションあたり 1 セットしか前もってグループを作れない場合，どのグループに入ったらよいかを書いたリストを学生に見せ，教員が手動で再配置するか（学生が数十人なら可能），新たなクラスセッションを第 2 グループとして作ります．この場合，スプレッドシートは第 2 グループを事前に決めるのに使えます．最初のグループの結論が出たところで，学生は 2 番目のグループに入る URL をクリックし，新たなセッションに参加します．同じプロセスが拡張版ジグソーデザインでは単純に繰り返されます．

オンデマンド形式

　ここでもグループを事前に作っておきますが，今度はグループの他のメンバーの名前とアドレスを，演習の教示とともに学生に e メールするだけでよいです．あるいは，LMS や Google Dive 上に掲示するのでもよいでしょう．Google Doc 等の共有ドキュメントは，各グループに別途配布します．グループが最初の学習成果物を提出したら，教員は次の新しいグループメンバーの名前とアドレスを，適切な教示とともに（あるいは必要に応じて掲示）各学生にメールで通知します．学生は文書を共有したりビデオクリップを交換したりすることで交流できるでしょう．拡張版ジグソー演習では，段階が増えるたびに同じプロセスが繰り返されます．

6) 答えを解説する方法

答えを解説をする方法は，まず学生が何らかの問題や論点と格闘することから始まります．課題は，学生の能力の上限に設定しますが，学生が全く手が届かないというほど難しくする必要はありません．問題を難しくすると，学生はそこにかなり注意を向けますが，十分満足できるところまではいきません．しかし，さらに集中してそれが満足のいくところまで到達すると，次の段階へと進ませるモチベーションになるかもしれません．この最初に格闘した後，学生は「答え」を知らされるのですが，それを受けてその答えについて議論したり，答えを別の角度から考え直したりするのです．研究によって，学生が問題を解決しようとしたり，自分自身で差し迫った問題に取りかかったりした後では，講義内容をより受容する傾向にあることがわかっていま
す[105]．第1章で触れた「ピア・インストラクション」は，このアクティブラーニング技法の特殊なケースです[106]．この技法は，学生が特定の学習目標に焦点を当て続けるよう，とてもよく構成されていますし，多彩な分野で「チャレンジ問題」がたくさんネット上に公開されているのも強みです．ピア・インストラクションを行う具体的な方法を以下に示します．

ライブ形式

最初に，パズルと二者択一の答えを提示しておきます．そして，学生にどちらが答えかを投票させます．最近のプラットフォームの多くは，このような投票ができるように前もって設定することができます．また，オンラインでは投票用のアプリがそろっていて，別のタブを作っておくこともできます．続いて，学生をランダムに3～4人からなるブレイクアウトグループに分け，その問題について討論します．教員やTAは，グループ討論にランダムに参加し，ヒントを出します．ブレイクアウトグループが終わって再び全員集まったら，学生はもう一度同じ投票をします．教員は討論前後の投票結果を共有して，答えを変えた学生になぜ変えたのかを尋ねます．そして，この結果に基づいて短い講義を行い，正解を教えてそれがなぜ正解なのかを説明します．

オンデマンド形式

パズルと二者択一の選択肢を提示して，学生に答えを投票させる内容のビデオを録画します．この投票はオンデマンドでできます（共有ドキュメントに投票する等）．3人以上の学生が投票したところで，その学生たちにこれから作る3～4人のグループのメンバーの名前とアドレスを送り（オンラインで貼ってもよい），オフラインで答えについて話し合うように伝えます．この時，討論スレッドを使うか，ビデオクリップを貼るよう伝えます．教員とTAは，スレッドを監視してヒントを出します．学生が決められた数のメール交換に達したら，再度同じ投票をするようメールで指示しま

す．その後，正解となぜそれが正解かを解説した短い録画済の講義を見せます．質問と答えは共有ドキュメントか掲示板に示しておきます．

　ここに要約した演習と活動は，すべて学習原則を念頭においてデザインされており，容易にオンラインで実行して学習原則を組み込むことができます．この演習と活動のリストは，自由に変えることができます．微調整や，さまざまな形に合わせることができるだけでなく，補足や補強も可能です．活動や演習の数や種類に制限はないのです．

　序論で述べた通り，本書は教員が学生を支援する契機になることを目指しています．すべての読者にとって，一般的なガイダンスとなり，インスピレーションを与え，オンライン授業をよりよくするための具体的な支援になることを願いつつ，この本を閉じたいと思います．また，皆さんの教育を学習科学に基づいたものにする動機づけになることを望んでいます．そして，教育と学習に対する皆さん自身の創造的なアプローチの基礎として使ってもらうことを願っています．

付録：用語集

（日本語版で追加）

用語	概念
アナロジー （類推）	関係の類似性に基づいて推定することである．たとえば，国には内閣総理大臣をトップにその下に内閣官房長官がいて，その下に閣僚がいる．この組織的特徴は，大学には学長がいて，副学長がいて，その下に学部長がいるのとよく似ている．それならば国会にも学生に相当する人物がいるはずだ，と推定するのがアナロジーである．しかしアナロジーが本来の力を発揮するのは，未知のことに関して，既知の構造を適用し，その未知のことを大まかに理解したい場合である．
アルゴリズム	問題解決のための一連の規則的手続きを指す．たとえば，二桁同士の掛け算を筆算する場合，次のステップを踏む手続きがアルゴリズムである．①最初に掛け合わせる数字の一桁同士を掛け合わる．②その結果が 10 以下であれば，そのままその数値をその下に記す．その結果が 10 以上であれば，掛け算の下一桁のみを書き，繰り上がりの数値を覚えておく．この手続きに誤りがなければ，必ず正解に到達する． これに対してヒューリスティックスは，問題解決に至るプロセスは厳密ではなく論理性に欠けるが，正解に到達する場合もある．一般的には，問題解決にはヒューリスティックスが使われる．
アンカリング， アンカー	アンカリングは錨を下ろすことを意味する．錨を下ろすと船は一定範囲でしか動けなくなる．何かを判断する場合，意思決定する場合にもアンカリングが生じる．たとえば，ある未知の数値を見積もる前に，何らかの特定の数値を示されると，示された数値に影響を受けた反応をする．アンカリングについては実験心理学の分野では極めて信頼度と頑健性の高い結果が得られ，「自分の見積もりはその特定の数値の近くにとどまったまま，どうしても離れることができない」．これがアンカーと名づけられた理由である[付1,2]．
インセンティブ	喜び・満足・優越感・楽しみといった快の情動を喚起する外部刺激や，それによる報酬のことである．インセンティブを与えられた行動パターンは強化される． 経済の雇用条件で，成果主義の歩合給の仕事を「インセンティブのある仕事」と表現することがあるが，これは売上を上げれば上げるほど多くの報酬を与えて，社員の労働意欲をかきたてようとする給与システムのことである． 快を生み出す「報酬としての効果」という側面に関しては，人間社会においては金銭・食物・地位・名声・愛情・興奮などがインセンティブの効果を持っていて，人々の行動（労働・飲食・恋愛・遊び）を強化している．

用語	概念
仮説	暫定的に「仮」に正しい「説」のこと．科学的理論の文脈では，仮定は検証の直接対象ではないのに対して，仮説の内容は検証されるべき対象である．仮説は収集されたデータの集合から帰納的に作ることも，仮定から演繹して作ることもできる． 演繹とは，前提に含まれている内容を結論において導き出すことであり，前提と同じ内容を別の言葉で言い換えることを指す．➡付録「仮定」を参照
仮定	真偽を問うことのできる命題を仮定という．日常で一般に使われる場合は，「何かをこれこれ，しかじかと仮に決めておいたもの」程度のことを指す．一方，科学的な説明理論モデルにおいては，当該の対象を説明するために用意した命題で，「仮」に正しいと「定めた」ものとして定義できる．仮定には経験的事実（実験，観察，調査などによって第三者による再確認が可能なもの）を含まないのが理想的である．なお，仮定は検証の直接対象ではない．検証が必要な場合は，その仮定から仮説を演繹して，実験を行うことになる．
サンクコスト （埋没費用）	既に使ってしまい，取り戻すことができない費用や，時間的・労力的なコストのことを指す．既に発生した費用は，つまり，過去に起きた事実は変えようがなく，使ってしまったコストは返ってこない．したがって，「考えても仕方がない」，つまり意思決定に影響を与えない費用である．しかし，実際には，投資してうまく行かない場合であっても，投資した金額（サンクコスト）に囚われて，さらに投資を続けるケースがあり，これをサンクコストの錯誤という[付1]．
実験（観察，調査，実験室実験）	何らかの仮説があり，その仮説の真偽を検証するために行う一連の手続きのことをいう．二重符号化（第6章）の仮説が述べているのは，絵が提示される場合，その絵に対応する言葉（言語）と，絵のイメージ（視覚）という二重の手がかりが同時に記憶されるというものである．本書で取り上げているのは，その仮説検証のために，単語ペアを提示して，その単語を頭の中で音声化するか，またはその提示された物品名と関連するものを視覚化するという実験である．
創発的特性	「創発」とは，全体を構成する部分の各々の性質を単純に総和しただけでは発生し得ないような特性が全体として出現することを指す．人間の脳の働きはその一例である．脳を構成する神経細胞一つひとつをみると，その構造も振る舞いも比較的単純であることが知られている．一方，脳の全体の働きをみると，多数の細胞間の相互作用によって知覚，認知，言語，記憶，感情など非常に高度かつ複雑な能力を実現している．これらの能力は明らかに，神経細胞の単純な働きの総和を超えて「創発的に」出現したといえる．
ディベート	討論，議論の1タイプである．特定の賛否両論に分かれる論題（例：原子力発電は禁止するべきである）について，肯定派，否定派の二派に別れて各々の立場から主張を論証ベースで討論し合い，最後に審判がどちらの論証がよりよかったかを判定する．一般的に知られているディベートは，立論，反対尋問，反駁から構成されている．➡付録「立論」を参照

用語	概念
転移 （学習の転移）	学習の転移とは，学習した内容を別の文脈に適用することである．テニスのボールを打ち返せるようになるのは，ボールをどのタイミングで，そしてどの位置で打てば返せるのかを視覚的に捉え，知覚運動学習していくプロセスと考えられる． テニス経験者が野球でも正確にボールを打ち返すことができる場合，テニスでの知覚運動学習が野球という別の文脈に適用されたと考え，これを「学習の転移」という．つまり，テニスのボールを打ち返すのに必要な知覚運動学習の効果が，野球にも波及したことになる．このように，以前の学習が他の学習を促進している場合は正の転移という．一方，以前の学習が他の学習を阻害している場合は，負の転移という．負の転移の例としては，ボールを持って3歩まで歩けるハンドボールをしていた選手が2歩までしか歩けないバスケットボールをした際にルール違反をする回数が多い，などが挙げられる． ここでは運動学習の転移を事例として挙げているが，本書で扱っている転移は，学習内容が実際の社会的場面に転移する場合を例として挙げている．
二重符号化	paivio が提唱した理論[付3] である．記憶実験において，同じ対象が単語で提示される場合と絵で提示される場合では，絵で提示される方がよく記憶できることが報告された．その理論的説明として，絵で提示される場合には，その絵に対応する言葉（言語）と絵のイメージ（視覚）という二重の手がかりが同時に記憶されるためとされた．
認知心理学	人の情報処理に関わる学問で，注意，知覚，学習，記憶などの様々な処理を含んでいる．認知心理学の基本的モデルは，人間における視覚や聴覚の入力を，最初に感覚受容器を通った後，各々の検出器におけるパターン認知を経て，知覚表象に至るものと考える． 認知心理学の最大の関心事は，表象（representation）とは何かである．ある対象が心の中で再表現されたものを表象という．たとえば，目の前にある物理的な「本」は，心の中で視覚的な本のイメージに再表現され，「hon」という内的な音声としても再表現されている．このように，外界の対象が心の中で（または脳の中で）再表現された内容を表象という．そして，表象がどのような構造をしているかが，認知心理学の中心的テーマである．
認知タスク分析	認知心理学から生まれたアプローチであり，情報の認知がどのようなステップを経て成立するかをモデル化（仮定を複数集めたもの）したものである．たとえば，ある刺激（例：コーヒーカップ）をみて，それが「コーヒーカップである」という認識が成立するまでの大まかな分析ステップを考えてみる．この場合，まず，コーヒーカップが視覚的に捉えられ，その構造が分析される．それと並行して，対象がどのような文脈で使われるかという意味分析もなされる．形と意味が分析されると，長期記憶に貯蔵されている様々なものの中から合致するものが探索される．そして，目の前にあるコーヒーカップと長期記憶にあるコーヒーカップが照合された結果，対象がコーヒーカップであるという認識が成立する．

用語	概念
パラグラフ	論証を文章で表現する際に使われる書式であり，英文で書かれているものは一般にパラグラフ構造で書かれている．まず，パラグラフでは，論証の結論・主張が文頭に書かれる（トピック・センテンス）．その直後に，その主張・結論を支持する根拠（理想的には経験的事実）が書かれる（サポーティング・センテンス）．パラグラフの最後には，最初に書かれた結論・主張を再度（トピック・センテンスとは別の表現で）書く（コンクルーディング・センテンス）．つまり，パラグラフ構造の基本型は，最初と最後に主張が書かれていて，その中間に根拠が書かれることになる． 日本語では，文章の単位として段落が使われている．しかし，段落の定義には，どこで段落を区切るかが必ずしも明確に示されていないため，何を単位にして段落の区切りを決定するのかがわからない．これに対してパラグラフは，1つの論証（根拠，主張，論拠）が終わったところで終了するため，区切り目をどこにするべきかが明確に示されている．
反転授業	学校の授業で新しいことを学習し，その復習を自宅でする，というのが一般的な学習順序である．反転授業は，その流れを逆にし，自宅で学習をしてその復習を学校の授業で行うものである．反転授業では，学生は題材についてまず自習する（典型的には教員が用意するビデオを使用）．教室では，学生が事前に学習した知識を用いて問題を解き，教員は適切な解答に至らない学生を個別に指導したり，学生同士が協働して演習を行ったりする．
フィードバック	一般に仕事の成果や結果などについての反応を指す．学習場面では，学生が行った作業（レポートを書く，研究を発表する，議論する等）に対するコメント全般を指す．学習成果に対する成績を出すこともフィードバックの一つである．
深い処理	情報の処理の深さの程度によって記憶に留まる（思い出せる）確率が異なるとする考え方がある（記憶の処理水準モデル）．入力刺激に対する処理水準は，文字の形態処理，音韻処理，意味的処理の順でより深くなり，その結果，より深い水準の処理を受けた刺激ほど記憶の成績が高くなる．つまり，意味的な処理まで行った情報の保持や再生の成績が，より浅い処理を受けた入力刺激よりよくなる[付4]．
立論	議論の趣旨や順序を組み立てることを指し，その構成のあり方にまでは言及しない．議論の構成を示すこともいえる．立論という用語がディベートの文脈で使われる場合には，立論には「①現状分析，②現状の問題点，③問題解決のプラン，④プランの実行可能性，⑤プラン導入後の利点・欠点」の要素が含まれる．➡付録「論証」を参照

用語	概念
ルーブリック	縦軸に評価対象，横軸に評価基準を示した表をいう．教員が学生の成績を評価する際にこの評価基準に従って評価する．また，学生自身が勉強する場合，何を目標としたらよいかの目安にも使用できる． **表1.1**では示されていないが，一番左の縦の列にはそれぞれ，「教示の明確性」「原則の理解」といった評価対象を記入するとよい．
論証	Argument は一般に「議論」と訳される．しかし，議論は多義語であり，内容や構造の特定が難しい．したがって，「何をすると議論したことになるか」が不明になる． 論証とは，根拠から主張・結論を導出し，両者の関係を論拠（根拠と主張を意味的に橋渡しする仮定の集合）で結合するものであり，議論の構成内容を「①根拠・前提，②主張・結論，③論拠・仮定」に分けて示すことをいう．この定義により，議論の内容を特定することができる．本書を参考にする読者（教員）が学生に「議論」させる場合には，それを「論証をさせること」に置き換えるとわかりやすい[付5]．➡付録「立論」を参照

表（ルーブリックの例）：

評価対象 ＼ 評価基準	1	2
教示の明確性	教示が明確でない．あいまいで理解しにくい．	教示が明確でない．あいまいで理解しにくい．
原則の理解	原則が明確に記述されておらず，かつ事例も出されていない．	原則が明確に記述されておらず，かつ事例も出されていない．

付録の参考文献

付1) ダニエル・カーネマン（2014）．ファスト＆スロー　上・下．早川書房．

付2) 印南一路（1997）．すぐれた意思決定——判断と選択の心理学．中央公論社．

付3) Paivio, A. (1986). Mental representations: A dual-coding approach. New York: Oxford University Press.

付4) 中島義明，繁桝算男，箱田祐司編（2004）．新・心理学の基礎知識．有斐閣ブックス．

付5) 福澤一吉（2018）．新版「議論のレッスン」．NHK出版新書．

文献・脚注

1) Kosslyn, S.M., & Nelson, B. (2017). Building the intentional university: Minerva and the future of higher education. Cambridge, MA: MIT Press.

2) Kosslyn, S.M. (2017). The science of learning. In S.M. Kosslyn & B. Nelson (Eds.), Building the intentional university: Minerva and the future of higher education. Cambridge, MA: MIT Press.

3) Hobbs, T.D., & Hawkins, L. (2020, June 5). The results are in for remote learning: It didn't work. Wall Street Journal: https://www.wsj.com/articles/schools-coronavirus-remote-learning-lockdown-tech-11591375078

4) Frank, R.H. (2020, June 5). Don't kid yourself: Online lectures are here to stay. New York Times: https://www.nytimes.com/2020/06/05/business/online-learning-winner-coronavirus.html

5) Freeman, S., Eddy, S.L., McDonough, M., Smith, M.K., Okoroafor, N., Jordt, H., & Wenderoth, M.P. (2014). Active learning increases student performance in science, engineering, and mathematics. Proceedings of the National Academy of Sciences, 111, 8410-8415. See also Wieman, C.E. (2014). Large-scale comparison of science teaching methods sends clear message. Proceedings of the National Academy of Sciences, 111, 8319-8320; Wieman, C. (2017). Improving how universities teach science: Lessons from the science education initiative. Cambridge, MA: Harvard University Press.

6) Barak, A. (2014). Lectures aren't just boring they're ineffective, too, study finds. Science. https://www.sciencemag.org/news/2014/05/lectures-arent-just-boring-theyre-ineffective-too-study-finds

7) Ambrose, S.A., Bridges, M.W., DiPietro, M., Lovett, M.C., Norman, M.K., & Mayer, R.E. (2010). How learning works: Seven research-based principles for smart teaching. San Francisco: Jossey-Bass; Bonwell, C.C., & Eison, J.A. (1991). Active learning: Creating excitement in the classroom. ASHE-ERIC Higher Education Report No. 1, Washington, D.C.: The George Washington University, School of Education and Human Development; Mello, D., & Less, C.A. (2013). Effectiveness of active learning in the arts and sciences. Johnson & Wales University: Humanities Department Faculty Publications & Research. Paper 45. http://scholarsarchive.jwu.edu/humanities_fac/45; Teagle Foundation (2016). Promoting active learning in the humanities. http://www.teaglefoundation.org/Impacts-Outcomes/Project-Profile/Profiles/Creating-Sustained-Change-in-Practices-of-Engaged

8) 類似しているが同じではない方法については以下を参照のこと.
Bonwell, C.C., & Eison, J.A. (1991). Active learning: Creating excitement in the classroom. ASHE-ERIC Higher Education Report No. 1, Washington, D.C.: The George Washington University, School of Education and Human Development; "Active Learning" in Wikipedia; https://en.wikipedia.org/wiki/Active_learning

9) Slavin, R.E. (2014). Making cooperative learning powerful. Educational Leadership, 72, 22-26, Slavin, R.E. (1995). Cooperative learning: Theory, research, and practice (2nd ed.). Boston: Allyn and Bacon.

10) Deslauriers, L., McCarty, L.S., Miller, K., Callaghan, K., & Kestin, G. (2019). Measuring actual learning versus feeling of learning in response to being actively engaged in the classroom. Proceedings of the National Academy of Sciences, 116, 19251-19257.

11) Bligh, D. (2000). What's the use of lectures? New York: Jossey-Bass.

12) Deslauriers, L., & Wieman, C. (2011). Learning and retention of quantum concepts with different teaching methods. Physical Review Special Topics-Physics Education, 7: 010101. (DOI: 10.1103/PhysRevSTPER.7.010101).

104

13) Lucas, K.H., Testman, J.A., Hoyland, M.N., Kimble, A.M., & Euler, M.L. (2013). Correlation between active-learning coursework and student retention of core content during advanced pharmacy practice experiences. American Journal of Pharmaceutical Education, 77, 171. https://doi.org/10.5688/ajpe778171

14) 以下を参照のこと.
Bonwell, C.C., & Eison, J.A. (1991). Active learning: Creating excitement in the classroom. ASHE-ERIC Higher Education Report No. 1, Washington, D.C.: The George Washington University, School of Education and Human Development.

15) Wilson, K., & Korn, J.H. (2007). Attention during lectures: Beyond ten minutes. Teaching of Psychology, 34, 85-89; Bradbury, N. A. (2016). Attention span during lectures: 8 seconds, 10 minutes, or more? Advances in Physiology Education, 40, 509-513.

16) Bunce, D.M., Flens, E.A., & Nelles, K.Y. (2010). How long can students pay attention in class? A study of student attention decline using clickers. Journal of Chemical Education, 87, 1438-1443.

17) Zakrajsek T. (2018). Reframing the lecture versus active learning debate: Suggestions for a new way forward. Education in the Health Professions [serial online; cited 20 August 2020]; 1: 1-3. http://www.ehpjournal.com/text.asp?2018/1/1/1/242551

18) Bunce, D.M., Flens, E.A., & Nelles, K.Y. (2010). How long can students pay attention in class? A study of student attention decline using clickers. Journal of Chemical Education, 87, 1438-1443. (p, 1142)

19) Carey, K. (2005). Choosing to improve: Voices from colleges and universities with better graduation rates. The Education Trust: Washington, DC; Hausmann, L. R. M., Schofield, J. W., & Woods, R.L. (2007). Sense of belonging as a predictor of intentions to persist among African American and White first-year college students Research in Higher Education, 48, 803-839.

20) 以下を参照のこと.
Mazur, E. (1997). Peer instruction: A user's manual. Saddle River, NJ: Prentice Hall.

21) これらの原則を，最も教えやすく学びやすい形になるように注意しつつ，できるかぎりコンパクトにまとめてみた．他の研究者は別のやり方でまとめているが，まとめ方が異なるだけで，いずれも同じ題材からなる．以下の文献を参照のこと.
Graesser, A.C., Halpern, D.F., & Hakel, M. (2008). 25 principles of learning. Washington, DC: Task Force on Lifelong Learning at Work and at Home. (For a summary, see Graesser, A.C., (2009). Journal of Educational Psychology, 101, 259-261.); Willingham, D.T. (2009). Why don't students like school? A cognitive scientist answers questions about how the mind works and what it means for the classroom. San Francisco, CA: Wiley/Jossey-Bass

22) 以下を参照のこと.
Damasio, A. (1994/2005). Descarte's error: Emotion, reason, and the human brain. New York: Penguin; Libet, B. (2005). Mind time: The temporal factor in consciousness. Cambridge, MA: Harvard University Press.

23) Roediger, H.L., & Karpicke, J.D. (2006). Test-enhanced learning: Taking memory tests improves long-term retention. Psychological Science, 17, 249-255.

24) 以下を参照のこと.
Smith, E.E., & Kosslyn, S.M. (2006). Cognitive psychology: Mind and brain. New York, NY: Prentice Hall.

25) Sunk Cost, in Wikipedia: https://en.wikipedia.org/wiki/Sunk_cost

26) より進んだ学習のためには以下を参照のこと.
Kosslyn, S.M., & Rosenberg, R.S. (2020). Introducing psychology: Brain, person, group (5th edition). Boston, MA: FlatWorld.

27) ワーキングメモリの概念は，今では短期記憶の現代バージョンとして扱われることがあるが，実際には短期記憶より広い概念である．記憶の貯蔵に加えて，記憶されているものを操作するプロ

セスが含まれている．ここでは記憶だけを取り上げた．以下を参照のこと．
Baddeley, A.D. (2007). Working memory, thought and action. Oxford: Oxford University Press; Baddeley, A.D. (2010). Working memory. Current Biology, 20, R136-R140.

28) Anderson, J.R., Bothell, D., Byrne, M.D., Douglass, S., Lebiere, C., & Qin, Y. (2004). An integrated theory of the mind. Psychological Review, 111, 1036-1060; Clark, R. E. (2011). The impact of non-conscious knowledge on educational technology research and design. Educational Technology, July-August, 3-11; Squire, L.R. (2004). Memory systems of the brain: A brief history and current perspective. Neurobiology of Learning and Memory, 82, 171-177.

29) Sweller, J., Ayres, J., & Kalyuga, S. (2011). Cognitive load theory. New York: Springer-Verlag.

30) 以下を参照のこと．
Pashler, H., McDaniel, M., Rohrer, D., & Bjork, R. (2008). Learning styles: Concepts and evidence. Psychological Science in the Public Interest, 9, 105-119; Willingham, D.T. (2009). Why don't students like school? A cognitive scientist answers questions about how the mind works and what it means for the classroom. San Francisco, CA: Wiley/Jossey-Bass

31) Barnett, S., & Ceci, S. (2002). When and where do we apply what we learn? A taxonomy for far transfer. Psychological Bulletin 128, 612-637.

32) Haskell, R.E. (2000). Transfer of learning: Cognition, instruction, and reasoning. New York: Academic Press; Kober, N. (2015). Reaching students: What research says about effective instruction in undergraduate science and engineering. Board on Science Education, Division of Behavioral and Social Sciences and Education. Washington, DC: The National Academies Press.

33) Bower, G.H. (1972). Mental imagery and associative learning. In L. Gregg (Ed.), Cognition in learning and memory (pp. 51-88). New York: John Wiley & Sons.

34) この原則の別の扱いについては以下を参照のこと．
Kosslyn, S.M. (2017). The science of learning. In S.M. Kosslyn & B. Nelson. (Eds.) Building the intentional university. Cambridge, MA: MIT Press. See also Craik, F.I.M., & Lockhart, R.S. (1972). Levels of processing: A framework for memory research. Journal of Verbal Learning and Verbal Behavior, 11, 671-684; Craig, S.D., Sullins, J., Witherspoon, A., & Gholson, B. (2006). The deep-level reasoning effect: The role of dialogue and deep-level-reasoning questions during vicarious learning. Cognition and Instruction, 24, 565-591.

35) Morris, D.C., Bransford, J.D., & Franks, J.J. (1977). Levels of processing versus transfer appropriate processing. Journal of Verbal Learning and Verbal Behavior, 16, 519-533.

36) Berry, J.W., & Chew, S.L., (2008). Improving learning through interventions of student-generated questions and concept maps. Teaching of Psychology, 35, 305-312; Chew, S.L. (2005). Seldom in doubt but often wrong: Addressing tenacious student misconceptions. In D.S. Dunn, & S.L. Chew, (Eds.), Best practices in teaching general psychology (pp. 211-223). Mahwah, NJ: Erlbaum; Nolen, S.B. (1988). Reasons for studying: Motivational orientations and study strategies. Cognition and Instruction, 5, 269-287.

37) 以下を参照のこと．
https://en.wikipedia.org/wiki/Jigsaw_learning_technique ; https://en.wikipedia.org/wiki/Jigsaw_(teaching_technique)

38) 以下を参照のこと．
https://blog.zoom.us/using-zoom-breakout-rooms/

39) Kluger, A.N., & DeNisi, A. (1998). Feedback interventions: Toward the understanding of a double-edged sword. Current Directions in Psychological Science, 7, 67-72.

40) ここで使用している方法例は以下の文献からの引用である．
Mnookin, R., Peppet, S., & Tulumello, A. (2004). Beyond winning: Negotiating to create value in deals and disputes. Cambridge, MA: Harvard University Press.

41) この記述に関して，事前に用意したスプレッドシートで作ることのできるブレイクアウトルームの数は，Zoom では 1 セットだけである．このスプレッドシートについては別のものに変えてもよいし，他のプラットフォームでは 1 セットだけではないかもしれない．一連のブレイクアウトルームに学生を配分していく方法は複数ある．第 1 に，各グループの学生がどのルームに入るかは，あらかじめスプレッドシートに示しておくことができる．各グループの直前にスプレッドシートを示し，自分の課題を確認してそれぞれのルームに入っていくように学生たちに言うだけでよい．クラスが比較的小さい場合（50 人以下など）は，Zoom に入ってからグループ分けのリストを画面共有しても構わない．クラスが比較的大きい場合には，リストをあらかじめシェアしておくか（メールで送る，掲示板に掲載するなど），別のタブでリストを開いておいて，学生に自分の名前を確認させるようにしてもよい．第 2 に，最初のグループを事前に組んでおき，第 2 グループを作る時には，スプレッドシート上で（手作業で）最初のグループから何人か移動させて再構成することもできる．この方法は，対象とする学生が数十人の場合うまく機能する．第 3 に，2 番目のミーティングを事前に用意しておき，スプレッドシートを使ってそのミーティングのための新しいブレイクアウトグループを設定する．この場合，最初のブレイクアウトルームが終了したら，学生は新しい URL をクリックして新しいミーティングに参加し，新しいグループに割り振られる．なお，Foundry Forge などはあまり一般的に使われないプラットフォームではあるが，複数のブレイクアウトグループを事前に用意することが簡単にできるし，適切なグループに自動的に配置してくれる．

42) Duchastel, P., & Imbeau, J. (1988). Intelligent computer-assisted instruction (ICAI): Flexible learning through better student-computer interaction. Journal of Information Technology, 3, 102-105; Mann, B. L. (2009). Computer-Aided Instruction. Wiley Online Library. 10. 1002/9780470050118.ecse935; Singhal, A. (2018). The evolving state of AI-supplemented computer-assisted instruction. EmergingEdTech. https://www.emergingedtech.com/2018/05/artificial-intelligence-supplemented-computer-assisted-instruction/

43) Intelligent tutoring system. Wikipedia: https://en.wikipedia.org/wiki/Intelligent_tutoring_system

44) Hollands, F.M., & Devayani, T. (2014). Resource requirements and costs of developing and delivering MOOCs. The International Review of Research in Open and Distributed Learning, 15, no. 5; Murray, T. (1999). Authoring intelligent tutoring systems: An analysis of the state of the art. International Journal of Artificial Intelligence in Education, 10, 98-129.

45) この研究には，種々のレベルからなるグループとレベルが均一なグループに関する結果が混在しているため，ここではポイントをできるだけ絞るようにした．たとえば以下を参照のこと．
Marzano, R.J., Pickering, D., & Pollock, J.E. (2001). Classroom instruction that works: Research-based strategies for increasing student achievement. Alexandria, VA: Association for Supervision and Curriculum Development; Kulik, C.C., & Kulik, J.A.. (1982). Effects of ability grouping on secondary school students: A meta-analysis of evaluation findings. American Educational Research Journal, 19, https://doi.org/10.3102/00028312019003415; Lou, Y., Abrami, P. C., Poulsen, C., Chambers, B., & d'Apollonia, S. (1996). Within-class grouping: A meta-analysis. Review of Educational Research, 66, 423-458; Schullery, N.M., & Schullery, S.E. (2006). Are heterogeneous or homogeneous groups more beneficial to students? Journal of Management Education, 30, 542-556.

46) Cowan, N. (2001). The magical number 4 in short-term memory: A reconsideration of mental storage capacity. Behavioral and Brain Sciences, 24, 87-114.

47) Ericsson, K.A., Chase, W.G., & Faloon, S. (1980). Acquisition of a memory skill. Science, 208, 1181-1182.

48) この知見は繰り返し報告され，さらに拡張されてきた．たとえば以下を参照のこと．
Yoon, J-S., Ericsson, K.A., & Donatelli, D. (2018). Effects of 30 years of disuse on exceptional memory performance. Cognitive Science, 42, 884-903.

49) 以下を参照のこと．

Chandler, P., & Sweller, J. (1991). Cognitive load theory and the format of instruction. Cognition and Instruction, 8, 293-332.

50) Bransford J, & Johnson M. (1972). Contextual prerequisites for understanding: Some investigations of comprehension and recall. Journal of Verbal Learning & Verbal Behavior, 11, 717-726. The passage is on p. 722.

51) Reder, L.M., & Anderson, J.R. (1980). A partial resolution of the paradox of interference: The role of integrating knowledge. Cognitive Psychology, 12, 447-472; Smith, E.E., Adams, N., & Schorr, D. (1978). Fact retrieval and the paradox of interference. Cognitive Psychology, 10, 438-464.

52) Custers, E.J. (2010). Long term retention of basic science knowledge: A review study. Advances in Health Science Education, 15, 109-128; Kooloos, J.G.M., Bergman, E.M., Scheffers, M.A.G.P., Schepens-Franke, A.N., & Vostenbosch, A.T.M. (2019). The effect of passive and active education methods applied in repetition activities on the retention of anatomical knowledge. Anatomical Sciences Education, 13, 458-466.

53) Godden, D.R., & Baddeley, A.D. (1975). Context-dependent memory in two natural environments: On land and underwater. British Journal of Psychology, 66, 325-331.

54) McGaugh, J.L. (2003). Memory and emotion: The making of lasting memories. New York: Columbia University Press.

55) 以下を参照のこと.
Lang, A. Newhangen, J., & Reeves, B. (1996). Negative video as structure: Emotion, attention, capacity, and memory. Journal of Broadcasting and Electronic Media, 40, 460-477 (as cited in Schwartz, D.L., Tsang, J.M., & Blair, K.P. (2016). The ABCs of how we learn: 26 scientifically proven approaches, how they work, and when to use them. New York: W.W. Norton, p. 311.)

56) Kosslyn, S.M. (1994). Image and brain. Cambridge, MA: MIT Press; Mayer, R.E. (2001). Multimedia learning. NY: Cambridge University Press; Paivio, A. (1971). Imagery and verbal processes. New York: Holt, Rinehart, and Winston; Mayer, R.E., & Moreno, R. (2003). Nine ways to reduce cognitive load in multimedia learning. Educational Psychologist, 38, 43-52.

57) Mayer, R. (2009). Multimedia learning (2nd edition). Cambridge: Cambridge University Press.

58) Slavin, R.E. (2014). Making cooperative learning powerful. Educational Leadership, 72, 22-26.

59) Farrand, P., Hussain, F., & Hennessy, E. (2002). The efficacy of the mind map study technique. Medical Education, 36, 426-431; Nesbit, J.C., & Adesope, O.O. (2006). Learning with concept and knowledge maps: A meta-analysis. Review of Educational Research, 76, 413-448.

60) 以下を参照のこと.
Mind Map, https://en.wikipedia.org/wiki/Mind_map; https://www.mindmapping.com

61) 画像は Raphaela Brandner と www.mindmeister.com の許諾を得て転載.
https://www.mindmeister.com/blog/why-mind-mapping/

62) Santos, D. (15 February 2013). Top 10 totally free mind mapping software tools. IMDevin: https://web.archive.org/web/20130807152823 ; http://www.imdevin.com/top-10-totally-free-mind-mapping-software-tools/
有料ツール（中には豊富なオプションを提供するものもあります）については以下を参照のこと.
https://mashable.com/2013/09/25/mind-mapping-tools

63) Kosslyn, S.M. (2006). Graph design for the eye and mind. New York. Oxford University Press.

64) Zacks, J., & Tversky, B. (1999). Bars and lines: A study of graphic communication. Memory & Cognition, 27, 1073-1079.

65) Delmas, R., Garfield, J., & Ooms, A. (2005). Using assessment items to study students' difficulty reading and interpreting graphical representations of distributions. In K. Makar (Ed.), Proceedings of the Fourth International Research Forum on Statistical Reasoning, Literacy, and Reasoning. Auckland, NZ: University of Auckland; Friel, S.N., Curcio, F., & Bright, G.W. (2001). Making

sense of graphs: Critical factors influencing comprehension and instructional implications. Journal for Research in Mathematics Education, 32, 124-158; Glazer, N. (2011). Challenges with graph interpretation: a review of the literature. Studies in Science Education, 47, 183-210; Shah, P. (2002). Graph comprehension: The role of format, content, and individual difference. In M. Anderson, B. Mayer & P. Olivier (Eds.), Diagrammatic representation and reasoning (pp. 207-222). London & New York: Springer Verlag; Shah, P., & Carpenter, P.A. (1995). Conceptual limitations in comprehending line graphs. Journal of Experimental Psychology, 124, 43-61; Shah, P., & Hoeffner, J. (2002). Review of graph comprehension research: Implications for instruction. Educational Psychology Review, 14, 47-69; McDermott, L.C., Rosenquist, M.L., & van Zee, E. H. (1987). Student difficulties in connecting graphs and physics: Examples from kinematics. American Journal of Physics, 55, 503-513.

66) Paivio, A. (1971). Imagery and verbal processes. New York: Holt, Rinehart, and Winston.

67) Brown, P.C., Roediger, H.L. III, and McDaniel, M.A. (2014). Make it stick: The science of successful learning. New York: Belknap Press; Ericsson, K.A., Krampe, R.T., & Tesch-Romer, C. (1993). The role of deliberate practice in the acquisition of expert performance. Psychological Review, 100, 363-406.

68) Hattie, J., & Timperley, H. (2007). The power of feedback. Review of Educational Research, 77, 81-112; Kluger, A.N., & DeNisi, A. (1998). Feedback interventions: Toward the understanding of a double-edged sword. Current Directions in Psychological Science, 7, 67-72.

69) Ericsson, K.A., Prietula, M.J., & Cokely, E.T. (2007, July-August). The making of an expert. Harvard Business Review: https://hbr.org/2007/07/the-making-of-an-expert

70) Mayer, R.E. (2008). Learning and instruction. Upper Saddle River, New Jersey: Pearson Education, Inc.

71) 学生が難しいと感じるところまでプッシュすることの効用に関するごく一般的な記述に関しては以下を参照のこと.
Bjork, E.L., & Bjork, R.A. (2011). Making things hard on yourself, but in a good way: Creating desirable difficulties to enhance learning. In M.A. Gernsbacher, R.W. Pew, L.M. Hough, J.R. Pomerantz, & FABBS Foundation (Eds.), Psychology and the real world: Essays illustrating fundamental contributions to society (p. 56-64). New York: Worth Publishers.

72) Pan, S.C. (2015, Aug 4). The interleaving effect: Mixing it up boosts learning. Scientific American: https://www.scientificamerican.com/article/the-interleaving-effect-mixing-it-up-boosts-learning/; Rohrer, D. (2012). Interleaving helps students distinguish among similar concepts. Educational Psychology Review, 24, 355-367.

73) Kornell, N., & Bjork, R.A. (2008). Learning concepts and categories: Is spacing the "enemy of induction"? Psychological Science, 19, 585-592.

74) Carpenter, S.K., & Mueller, F.E. (2013). The effects of interleaving versus blocking on foreign language pronunciation learning. Memory & Cognition, 41, 671-682.

75) Bransford, J.D., & McCarrel, N.S. (1974). A sketch of a cognitive approach to comprehension. In W. Weimer & D.S. Palermo (Ed.), Cognition and the symbolic processes. (pp. 189-229). Hillsdale, NJ: Erlbaum Associates.

76) Gardner, H. (1982). Art, mind, and brain: A cognitive approach to creativity. New York: Basic Books.

77) 以下を参照のこと.
Kosslyn, S.M., & Rosenberg, R.S. (2020). Introducing psychology: Brain, person, group (5th edition). Boston, MA: FlatWorld.

78) Clark, R.E. (2011). The impact of non-conscious knowledge on educational technology research and design. Educational Technology, July-August, 3-11, p. 4.

79) Clark, R.E.,Yates, K., Early, S., & Moulton, K. (2010). An analysis of the failure of electronic

media and discovery-based learning: Evidence for the performance benefits of guided training methods. In K.H. Silber & W.R. Foshay (Eds.), Handbook of improving performance in the workplace. Volume I: Instructional design and training delivery (pp. 263-297). San Francisco: Pfeiffer.

80) Velmahos, G.C., Toutouzas, K.G., Sillin, L.F., Chan, L., Clark, R.E., Theodorou, D., & Maupin, F. (2004). Cognitive task analysis for teaching technical skills in an inanimate surgical skills laboratory. The American Journal of Surgery, 18, 114-119.

81) 以下を参照のこと.
Franklin, B. (1909/2016). The autobiography of Benjamin Franklin. C.W. Eliot (Ed.). New York, NY: P.F. Collier & Son. https://www.gutenberg.org/files/148/148-h/148-h.htm

82) Scott Young の優れた書籍, Ultralearning (2019, Collings Business) には, 顔の描き方を学ぶのに, 彼がどのように同様のテクニックを使ったかが記述されている. このプロセスを何百回も繰り返し, 彼は驚くほど上手になったのである (この本の 20 頁にあるイラストレーションを参照のこと).

83) 知的学習支援システム. Wikipedia: https://en.wikipedia.org/wiki/Intelligent_tutoring_system

84) Chi, M.T.H., Adams, J., Bogusch, E.B., Bruchok, C., Kang, S., Lancaster, M., Levy, R., McEldoon, K., Stump, G.S., Wylie, R., Xu, D., & Yaghmourian, D.L. (2018). Translating the ICAP theory of cognitive engagement into practice. Cognitive Science, 42 1777-1832. doi:10.1111/cogs.12626; Chi, M.T.H., & Wylie, R. (2014). The ICAP framework: Linking cognitive engagement to active learning outcomes. Educational Psychologist, 49, 219-243.

85) Foer, J. (2011). Moonwalking with Einstein: The art and science of remembering everything. New York: Penguin Press.

86) Bower, G.H. & Winzenz, D. (1970), Comparison of associative learning strategies. Psychonomic Science, 20, 119-120.

87) Pressley, M., McDaniel, M.A., Turnure, J., Wood, E., & Ahmad, M. (1987). Generation and precision of elaboration: Effects on intentional and incidental learning. Journal of Experimental Psychology: Learning, Memory, and Cognition, 13, 291-300; Xiong, Y. Zhou, H., & Ogilby, S.M. (2014). Experimental investigation of the effects of cognitive elaboration on accounting learning outcomes. Journal of Education and Learning, 3, 1-16.

88) Bertsch, S., Pesta, B.J., Wiscott, R., & McDaniel, M.A. (2007). The generation effect: A meta-analytic review. Memory & Cognition, 35, 201-210.

89) Roediger, H.L., & Karpicke, J.D. (2006). Test-enhanced learning: Taking memory tests improves long-term retention. Psychological Science, 17, 249-255.

90) Karpicke, J.D., & Blunt, J.R. (2011). Retrieval practice produces more learning than elaborate studying with concept mapping. Science, 331, 772-775.

91) Butler, A.C., & Roediger, H.L. (2008). Feedback enhances the positive effects and reduces the negative effect of multiple-choice testing. Memory & Cognition, 36, 604-616.

92) McDaniel, M.A., & Fisher, R.P. (1991). Tests and test feedback as learning sources. Contemporary Educational Psychology, 16,192-201.

93) Horn, M.B., Salisbury, A.D., Ashburn, E., Schiener, J., & Pizer, L. (2019). Parent learners. Entangled Solutions: https://info.entangled.solutions/hubfs/Parent%20Learners%20-%20Insights%20for%20Innovation.pdf?hsCtaTracking=fe032a1c-af15-4130-85ad-e5529a939296%7Cfc508bd1-b0ca-4987-b009-16620e13f263

94) Ryan, R.M., & Deci, E.L. (2000). Self-determination theory and the facilitation of intrinsic motivation, social development, and well-being. American Psychologist, 55, 68-78.

95) Deci, E.L. (1971). Effects of externally mediated rewards on intrinsic motivation. Journal of Personality and Social Psychology, 18, 105-115; Vallerand, R.J., & Reid, G. (1984). On the causal effects of perceived competence on intrinsic motivation: A test of cognitive evaluation theory.

Journal of Sport Psychology, 6, 94-102.

96）Deci, E.L., Eghrari, H., Patrick, B.C., & Leone, D.R.（1994）. Facilitating internalization: The self-determination theory perspective. Journal of Personality, 62, 119-142; Jang, H.（2008）. Supporting students' motivation, engagement, and learning during an uninteresting activity. Journal of Educational Psychology, 100, 798-811.

97）強化と罰のさらに詳細な記述については以下を参照のこと.
Kosslyn, S.M., & Rosenberg, R.S.（2020）. Introductory psychology: Brain, person, group（5th edition）. Boston, MA: FlatWorld.

98）Kahneman, D. & Tversky, A.（1979）. Prospect theory: An analysis of decision under risk. Econometrica, 47, 263-291. See also Kahneman, D.（2011）. Thinking fast and slow. New York: Farrar, Straus and Giroux.

99）Schwartz, D.L., Tsang, J.M., & Blair, K.P.（2016）. The ABCs of how we learn: 26 scientifically proven approaches, how they work, and when to use them. New York: W.W. Norton. p. 145.

100）協働学習に関するさらなるテクニックと洞察深い議論については以下を参照のこと.
Gillies, R.（2014）. Cooperative learning: Developments in research. International Journal of Educational Psychology, 3, 125-140; Slavin, R.E.（1995）. Cooperative learning: Theory, research, and practice（2nd ed.）. Boston: Allyn and Bacon; Slavin, R.E.（2014）. Making cooperative learning powerful. Educational Leadership, 72, 22-26.

101）以下を参照のこと.
https://cft.vanderbilt.edu/wp-content/uploads/sites/59/Active-Learning.pdf; https://cetl.uconn.edu/active-learning-strategies/#; https://poorvucenter.yale.edu/ActiveLearning; https://en.wikipedia.org/wiki/Active_learning

102）フォーマットが異なる場合には，Hypothesis.is や Perusall，あるいはビデオクリップを作るなら VideoAnt を使ってもよい. 以下を参照のこと.
Mintz, S.（2020, July6）. Making online active. InsideHigherEd: https://www.insidehighered.com/blogs/higher-ed-gamma/ma

103）以下に多くの例が示されている.
Kahneman, D.（2011）. Thinking fast and slow. New York: Farrar, Straus and Giroux.

104）さまざまなアナロジーの練習については以下を参照のこと.
Heick, T.（2020, June 3）. A guide for teaching with analogies. TeachThought: https://www.teachthought.com/critical-thinking/types-of-analogies/

105）Schwartz, D., & Bransford, J.D.（1998）. A time for telling. Cognition and Instruction, 16, 475-522.

106）以下を参照のこと.
Mazur, E.（1997）. Peer instruction: A user's manual. Saddle River, NJ: Prentice Hall.

索　引

オンライン・アクティブラーニング
認知心理学に基づく5つの原則　　　　ISBN978-4-263-26671-7

2023年7月5日　第1版第1刷発行　　　　日本語版翻訳出版権所有

原著者　Stephen M. Kosslyn

訳　者　永　井　知代子

　　　　水　野　真　由　子

　　　　福　澤　一　吉

発行者　白　石　泰　夫

発行所　医歯薬出版株式会社

〒113-8612　東京都文京区本駒込1-7-10
TEL. (03)5395-7628(編集)・7616(販売)
FAX. (03)5395-7609(編集)・8563(販売)
https://www.ishiyaku.co.jp/
郵便振替番号 00190-5-13816

乱丁，落丁の際はお取り替えいたします．　　　　印刷・真興社／製本・榎本製本